Sveikų Skonių Puota

Salotų Paslaptys ir Šviežių Ingredientų Džiaugsmas

Rasa Petrauskaitė

Turinys

Pomidorai su mėtomis ir bazilikais 9

Spanguolės su žalumynais 11

Kvinojos salotos su spanguolėmis ir glazūruotais graikiniais riešutais..13

Makaronų salotos su lašiša 15

Grybų salotos su špinatais ir romanine 17

Valdorfo salotos su vištiena..19

Aitriosios bulvių arugulos salotos 21

Vištienos salsa su avokadų salotomis 23

Kreminės bulvių krapų salotos 25

Sūrios vištienos salotos su rukolos lapais 26

Aitriosios paprikos bulvių salotos...28

Kuskuso vištienos salotos 29

Raudonųjų bulvių salotos su pasukomis...31

Vištienos salotos su lipčiaus melionu 33

Kiaušiniai Bulvių salotos su Dižono garstyčiomis......................................35

Vištienos salotos su medumi ir pekano riešutais 37

Mayo vynuogių vištienos salotos..39

Bulvių žolelių salotų kremas 41

Skanios vištienos salotos su razinomis 43

Mėtų bulvių salotos 45

Vištienos kario salotos su mišriais žalumynais 47

Riešutinės vištienos salotos 49

Garstyčių vištienos salotos 51

Aitriosios imbiero bulvių salotos 53

Salierų ir bulvių salotos 55

Laimo vištiena su bulvių salotomis 57

Bulvių salotos su ožkos sūriu 59

Pico de Gallo – autentiška meksikietiška salsa 61

Alyvuogių aliejaus ir citrinos salotų padažas 63

Pupelių, kukurūzų ir avokadų salotos 64

Pietvakarių makaronų salotos 65

Skrudintų burokėlių salotos 66

O berniuk, salotos! 68

Traškios kopūstų Ramen makaronų salotos 69

Špinatų ir pomidorų makaronų salotos 71

Valdorfo salotos 73

Istuaeli salotos 74

Kopūstų makaronų salotos 75

Meksikos juodųjų pupelių salotos 77

Juodųjų pupelių ir kukurūzų salsa 78

Turkijos taco salotos 79

Vaivorykštės vaisių salotos 80

Saulės vaisių salotos 82

Citrusinių vaisių ir juodųjų pupelių salotos 83

Aitriosios agurkų ir svogūnų salotos 84

Sodo salotos su mėlynėmis ir burokėliais 85

Žiedinių kopūstų arba netikrų bulvių salotos 87

Agurkų krapų salotos 88

Dirbtinių bulvių salotos 89

Bonnie tetos bulvių agurkų salotos 91

Uogų-gerų špinatų salotos 93

Tubulų salotos 94

BLT salotos su baziliko Mayo padažu 96

Peiliu ir šakute keptos Cezario salotos 98

Braškių romėnų salotos I 100

Graikiškos salotos 102

Braškių ir fetos salotos 104

Kepsnių salotos 106

Mandarinų migdolų salotos 108

Tropinės salotos su ananasų vinaigrete 110

Kalifornijos salotų dubuo 112

Klasikinės salotos 114

Kreminė traški šlakelis 116

Bistro šoninės salotos 118

Kariuoto tuno salotos 120

Spanguolių špinatų salotos 122

Bermudų špinatų salotos 124

Špinatų ir grybų salotos 126

Suvytusių špinatų salotos 128

Šiltos Briuselio kopūstų, šoninės ir špinatų salotos 130

Brokolių salotos 132

Derliaus salotos 134

Žieminės žalios salotos 136

Mocarelos pomidorų salotos 138

BLT salotos 140

Gražios salotos 142

Migdolų mandarinų salotos 144

Tuno ir mandarinų salotos 146

Makaronų ir tuno žuvies salotos 148

Azijietiškos salotos 150

Azijietiškos vištienos makaronų salotos 152

Cobb salotos 154

Arugula kukurūzų salotos su šonine receptas 156

Black Eyed Pea salotų receptas 158

Rukolos salotos su burokėliais ir ožkos sūriu Receptas 160

Azijos kopūstų salotų receptas 162

Azijietiškų makaronų salotų receptas 164

Šparagų artišokų salotų receptas 166

Šparagų salotos su krevetėmis Receptas 168

Mėlynių persikų vaisių salotos su čiobreliais Receptas 170

Brokolių salotų receptas 172

Brokolių salotų su spanguolių apelsinų padažu receptas 174

Avokadų salotos su paveldimais pomidorais 176

Kardamono citrusinių vaisių salotų receptas 178

Kaparėlių kukurūzų salotų receptas 180

Salierų šaknų salotos 182

Vyšninių pomidorų agurkų feta salotos 184

Agurkų salotos su mėtomis ir feta Receptas 186

Vyšnių pomidorų Orzo salotų receptas 188

Agurkų salotos su vynuogėmis ir migdolais receptas 190

Agurkų mėtų kvinojos salotų receptas 192

Kuskuso su pistacijomis ir abrikosais receptas 194

Kopūstų salotų receptas 196

Šaltų žirnių salotų receptas 198

Agurkų jogurto salotų receptas 200

Tėčio graikiškų salotų receptas ... 202

Tėčio bulvių salotų receptas ... 204

Endivijos salotos su graikiniais riešutais, kriaušėmis ir gorgonzola
Receptas ... 206

Pankolių salotų su mėtų vinaigretės receptas ... 208

Pankolių, Radicchio ir Endive salotų receptas ... 210

Šventinės burokėlių citrusinių vaisių salotos su kopūstais ir pistacijomis
Receptas ... 212

Auksinių burokėlių ir granatų salotų receptas ... 214

Skanios kukurūzų ir juodųjų pupelių salotos ... 216

Traškus brokolių salotas ... 218

Bistro stiliaus salotos ... 220

Pomidorai su mėtomis ir bazilikais

Ingridientai

4 pomidorai

2 valg. Alyvuogių aliejus

2 valg. Baltojo vyno actas

Druska pagal skonį

Pipirų pagal skonį

mėtų lapeliai

2 Askaloniniai česnakai, supjaustyti

Metodas

Pirmiausia šviežius pomidorus supjaustykite gabalėliais. Tada sudėkite juos į salotų maišymo dubenį. Įpilkite druskos, pipirų pagal skonį ir pjaustytų askaloninių česnakų. Laikykite juos 6 minutes. Dabar užpilkite baltojo vyno acto ir aukščiausios kokybės pirmojo spaudimo alyvuogių aliejaus. Dabar papildykite tai šviežiomis mėtomis. Ir šis paprastas ir skanus salotų patiekalas yra paruoštas prie bet kurio jūsų patiekalo. Galite patiekti su duonos trupiniais. Patiekite su mėtų lapeliais.

Mėgautis!

Spanguolės su žalumynais

Ingridientai

6ir nupjautus šparagus

1 ryšelis kūdikių špinatų

½ stiklinės džiovintų spanguolių

Šlakelis alyvuogių aliejaus

2 valg. Balzamiko actas pagal skonį

2 stiklinės salotų padažo

Žiupsnelis druskos

Malti juodieji pipirai

Metodas

Pirmiausia nupjaukite šviežius šparagus ir virkite, kol suminkštės. Šviežius vaikiškus špinatus nuplaukite. Dabar į mažą maišymo dubenį įpilkite aliejaus, šiek tiek salotų padažo ir balzamiko acto ir pagal skonį pabarstykite šiek tiek druskos ir maltų juodųjų pipirų. Labai gerai juos išmaišykite. Dabar į salotų dubenį sudėkite šparagus ir šį mišinį bei išmaišykite. Tada suberkite saldžias sausas spanguoles.

Mėgautis!

Kvinojos salotos su spanguolėmis ir glazūruotais graikiniais riešutais

Ingridientai

2 puodeliai virtos quinoa

½ stiklinės džiovintų spanguolių

5-6 glazūruoti graikiniai riešutai

4 valg. Alyvuogių aliejus

4 Gerai supjaustyti pomidorai

2 valg. petražolės

2 valg. mėtų lapeliai

Šiek tiek druskos

Žiupsnelis juodųjų pipirų pagal skonį

Metodas

Išvirtą quinoa supilkite į gilų dubenį. Dabar į dubenį paimkite džiovintas spanguoles ir glazūruotus graikinius riešutus. Dabar sudėkite kubeliais pjaustytus šviežius pomidorus, šiek tiek šviežių petražolių ir mėtų lapelių ir pašlakstykite šiek tiek aliejaus. Visus juos gerai išmaišykite. Dabar pagardinkite druska ir juodaisiais pipirais. Šis skanus patiekalas yra paruoštas.

Mėgautis!

Makaronų salotos su lašiša

Ingridientai

2 gabaliukai virtos lašišos, supjaustytos kubeliais

1 puodelis virtų makaronų

2 saliero stiebai

½ puodelio majonezo

2 kubeliais pjaustytų pomidorų

2-3 šviežiai pjaustytų žalių svogūnų

1 stiklinė grietinės

1 kubeliais pjaustytas raudonas obuolys

laimo sultys iš 1/2 citrinos

Metodas

Pirmiausia paimkite gilų dubenį ir sumaišykite kubeliais pjaustytą virtą lašišą, virtus makaronus kartu su keletu šviežiai pjaustytų salierų ir pomidorų, kubeliais pjaustytų obuolių ir žaliųjų svogūnų. Juos gerai išmaišykite. Dabar įpilkite naminio majonezo, šviežios grietinės ir apšlakstykite šviežiomis citrinos sultimis. Dabar juos visus labai gerai išmaišykite. Tai paruošta.

Mėgautis!

Grybų salotos su špinatais ir romanine

Ingridientai

1 krūva špinatų

1 Romaine

4-5 grybai

2 nulupti pomidorai

2 valg. Sviestas, neprivaloma

Druska

Juodieji arba baltieji pipirai

Metodas

Paimkite šviežius špinatus ir romėnus. Pakepinti svieste, neprivaloma. Tai užtruks vos 7–8 minutes. Tuo tarpu supjaustykite grybus ir sudėkite į dubenį. Tada sudėkite pomidorus į grybus. Įdėkite jį į mikrobangų krosnelę maždaug 2–3 minutėms. Dabar sumaišykite juos su troškintais špinatais ir romėnais. Juos gerai išmaišykite ir pabarstykite druska bei juodaisiais arba baltaisiais pipirais.

Mėgautis!

Valdorfo salotos su vištiena

Ingridientai

½ puodelio graikinių riešutų, susmulkintų

½ puodelio medaus garstyčių

3 puodeliai virtos vištienos, supjaustytos

½ puodelio majonezo

1 puodelis raudonųjų vynuogių, supjaustytų per pusę

1 puodelis salierų, supjaustytų kubeliais

1 Gala obuolys, supjaustytas kubeliais

Druska

Pipirai

Metodas

Paimkite negilią keptuvę, kad 7–8 minutes pakeptumėte smulkintus graikinius riešutus iš anksto įkaitintoje orkaitėje, iki 350 laipsnių. Dabar sumaišykite visus ingredientus ir sureguliuokite prieskonius.

Mėgautis!

Aitriosios bulvių arugulos salotos

Ingridientai

2 svarai bulvių, supjaustytų kubeliais ir išvirti

2 puodeliai rukolos

6 arb. aukščiausios kokybės pirmojo spaudimo alyvuogių aliejaus

¼ šaukštelio. juodųjų pipirų

3 askaloniniai česnakai, susmulkinti

3/8 šaukštelio. druskos

½ šaukštelio. šerio acto

1 šaukštelis. citrinos sulčių

2 arb. garstyčių, sumaltų akmeniu

1 šaukštelis. citrinos žievelės, tarkuotos

Metodas

Įkaitinkite 1 arb. aliejaus keptuvėje ir pakepinkite askaloninius česnakus, kol paruduos. Perkelkite askaloninius česnakus į maišymo dubenį ir sumaišykite visus likusius ingredientus, išskyrus bulves. Kruopščiai išmaišykite. Dabar užpilkite bulves padažu ir gerai išmaišykite.

Mėgautis!

Vištienos salsa su avokadų salotomis

Ingridientai

2 arb. alyvuogių aliejaus

4 uncijos tortilijos traškučių

2 arb. laimo sulčių

1 avokadas, susmulkintas

3/8 šaukštelio. košerinės druskos

¾ puodelio salsos, atvėsintos

1/8 šaukštelio. juodųjų pipirų

2 puodeliai vištienos krūtinėlės, virtos ir susmulkintos

¼ puodelio kalendros, susmulkintos

Metodas

Dubenyje sumaišykite alyvuogių aliejų, laimo sultis, juoduosius pipirus ir druską. Dabar sudėkite kapotą kalendrą ir vištieną ir gerai išmaišykite. Ant viršaus uždėkite pjaustytų avokadų ir salsos. Patiekite salotas ant tortilijos traškučių, kad pasiektumėte geriausių rezultatų.

Mėgautis!

Kreminės bulvių krapų salotos

Ingridientai

¾ svaro bulvių, supjaustytų kubeliais ir išvirti

¼ šaukštelio. juodųjų pipirų

½ angliško agurko, supjaustyto kubeliais

¼ šaukštelio. košerinės druskos

2 arb. grietinės, mažai riebalų

2 arb. smulkintų krapų

2 arb. jogurto, be riebalų

Metodas

Bulves reikia virti, kol suminkštės. Paimkite maišymo dubenį ir sumaišykite krapus, jogurtą, grietinėlę, agurkų kubelius ir juoduosius pipirus. Sudedamosios dalys turi būti gerai sumaišytos. Dabar sudėkite virtų bulvių kubelius ir gerai išmaišykite.

Mėgautis!

Sūrios vištienos salotos su rukolos lapais

Ingridientai

3 duonos riekelės, supjaustytos kubeliais

½ puodelio parmezano sūrio, susmulkinto

3 arb. sviesto, nesūdyto ir lydyto

2 arb. petražolių, kapotų

5 baziliko lapeliai, supjaustyti juostelėmis

¼ puodelio alyvuogių aliejaus

2 puodeliai vištienos, skrudinta ir supjaustyta

5 uncijos rukolos lapų

3 arb. raudonojo vyno acto

Pipirai, pagal skonį

Metodas

Įkaitinkite sviestą ir 2 šaukštelius. alyvuogių aliejaus ir suberkite į jį duonos kubelius. Duonos kubelius kepkite iki 400 laipsnių įkaitintoje orkaitėje, kol taps auksinės rudos spalvos. Sudėkite likusius ingredientus su duonos kubeliais ir gerai išmaišykite.

Mėgautis!

Aitriosios paprikos bulvių salotos

Ingridientai

2 svarai geltonųjų suomių bulvių, supjaustytų kubeliais

¼ šaukštelio. baltųjų pipirų

2 arb. druskos

¼ puodelio grietinėlės

4 arb. citrinos sulčių

2 krapų šakelės

2 kekės česnako

Metodas

Bulvių kubelius išvirkite, kol suminkštės, ir nusausinkite. Sumaišykite 3 šaukštelius. citrinos sulčių ant bulvių ir palaikykite 30 minučių. Grietinėlę išplakti iki vientisos masės ir sumaišyti visus kitus ingredientus. Užpildykite bulves su mišiniu ir gerai išmaišykite.

Mėgaukitės

Kuskuso vištienos salotos

Ingridientai

1 puodelis kuskuso

7 uncijos vištienos krūtinėlės, virtos

¼ puodelio Kalamata alyvuogių, susmulkintų

1 skiltelė česnako, susmulkinta

2 arb. petražolių, kapotų

¼ šaukštelio. juodųjų pipirų

1 šaukštelis. kaparėlių, susmulkintų

1 šaukštelis. laimo sulčių

2 arb. alyvuogių aliejaus

Druska, pagal skonį

Metodas

Kuskusą virkite be druskos ir riebalų pagal pakuotės instrukcijas. Išvirusį kuskusą nuplaukite šaltu vandeniu. Paimkite maišymo dubenį, kad sumaišykite ingredientus, išskyrus vištieną ir kuskusą. Sudėkite išvirtą kuskusą ir gerai išmaišykite. Sudėkite vištieną ir nedelsdami patiekite.

Mėgautis!

Raudonųjų bulvių salotos su pasukomis

Ingridientai

3 svarai raudonų bulvių, supjaustytų ketvirčiais

1 skiltelė česnako, susmulkinta

½ puodelio grietinės

½ šaukštelio. juodųjų pipirų

1 šaukštelis. košerinės druskos

1/3 puodelio pasukų

1 šaukštelis. krapų, susmulkintų

¼ puodelio petražolių, kapotų

2 arb. česnakų, susmulkintų

Metodas

Bulvių ketvirčius išvirkite olandiškoje orkaitėje, kol suminkštės. Išvirtas bulves atvėsinkite 30-40 minučių. Sumaišykite grietinę su likusiais ingredientais. Aptepkite bulves padažu ir išmaišykite ingredientus.

Mėgautis!

Vištienos salotos su lipčiaus melionu

Ingridientai

¼ puodelio ryžių acto

2 arb. graikinių riešutų, susmulkintų ir paskrudintų

2 arb. sojos padažo

¼ puodelio kalendros, susmulkintos

2 arb. žemės riešutų sviesto

2 puodeliai vištienos krūtinėlės, virtos ir sutarkuotos

1 šaukštelis. medaus

3 arb. žalių svogūnų, supjaustytų

1 puodelis agurkų, susmulkintų

¾ šaukštelio. sezamo aliejaus

3 puodeliai meliono, supjaustyti juostelėmis

3 puodeliai kantalupos, supjaustytos juostelėmis

Metodas

Sumaišykite sojos padažą, žemės riešutų sviestą, actą, medų ir sezamo aliejų. Sudėkite melioną, svogūnus, melioną ir agurką ir gerai išmaišykite. Patiekdami aptepkite vištienos krūtinėlę mišiniu ir kalendra.

Mėgautis!

Kiaušiniai Bulvių salotos su Dižono garstyčiomis

Ingridientai

4 svarai bulvių

¾ šaukštelio. pipirų

½ puodelio salierų, supjaustytų kubeliais

½ puodelio petražolių, kapotų

1 šaukštelis. Dižono garstyčių

1/3 puodelio žalio svogūno, supjaustyto

2 skiltelės česnako, susmulkintos

1 šaukštelis. Dižono garstyčių

3 kiaušiniai, virti ir susmulkinti

½ puodelio grietinėlės

1 puodelis majonezo

Metodas

Virkite bulves, kol suminkštės. Nulupkite ir supjaustykite bulves kubeliais. Dubenyje sumaišykite bulves, žalią svogūną, salierą ir petražoles. Dubenyje sumaišykite majonezą ir kitus ingredientus. Supilkite šį mišinį ant bulvių ir gerai išmaišykite.

Mėgautis!

Vištienos salotos su medumi ir pekano riešutais

Ingridientai

4 puodeliai vištienos, virtos ir supjaustytos

¼ šaukštelio. pipirų

3 saliero šonkauliukai, supjaustyti kubeliais

¼ šaukštelio. druskos

1 puodelis saldžiųjų spanguolių, džiovintų

1/3 puodelio medaus

½ puodelio pekano riešutų, susmulkintų ir skrudintų

2 puodeliai majonezo

Metodas

Sumaišykite pjaustytą vištieną su salierais, sausomis spanguolėmis ir pekano riešutais. Kitame dubenyje išplakite majonezą iki vientisos masės. Į majonezą įpilkite medaus, pipirų, druskos ir gerai išmaišykite. Vištienos mišinį aptepkite majonezo mišiniu ir gerai išmaišykite, kad ingredientai gerai susimaišytų.

Mėgautis!

Mayo vynuogių vištienos salotos

Ingridientai

6 puodeliai vištienos, supjaustytos ir virtos

½ puodelio pekano riešutų

2 arb. Dižono garstyčių

2 puodeliai raudonųjų vynuogių, supjaustytų griežinėliais

½ puodelio grietinės

2 arb. aguonų

½ puodelio majonezo

2 puodeliai salierų, pjaustytų

1 šaukštelis. citrinos sulčių

Metodas

Paimkite maišymo dubenį ir sumaišykite vištieną su majonezu, citrinos sultimis, grietine, vynuogėmis, aguonomis, Dižono garstyčiomis ir salierais.

Sureguliuokite druską ir pipirus. Uždenkite maišymo dubenį ir šaldykite, kol atvės. Suberkite pekano riešutus ir nedelsdami patiekite.

Mėgautis!

Bulvių žolelių salotų kremas

Ingridientai

¾ puodelio grietinės

1 puodelis žaliųjų žirnelių

¼ puodelio jogurto

6 puodeliai raudonų bulvių, supjaustytų ketvirčiais

1 šaukštelis. čiobrelių, susmulkintų

½ šaukštelio. druskos

1 šaukštelis. krapų piktžolės, susmulkintos

Metodas

Grietinėlę, jogurtą, krapus, čiobrelius ir druską sumaišykite maišymo dubenyje ir laikykite atskirai. Bulvių ketvirčius ir žaliuosius žirnelius išvirti pakankamai vandens, kol suminkštės. Išpilkite papildomą vandenį. Paruoštame mišinyje sumaišykite bulves ir žirnius. Gerai išmaišykite, kad ingredientai gerai susimaišytų.

Mėgautis!

Skanios vištienos salotos su razinomis

Ingridientai

¼ puodelio majonezo

3 arb. razinų

1 šaukštelis. kario miltelių

1/3 puodelio saliero, supjaustyto kubeliais

1 puodelis citrininės vištienos, keptos ant grotelių

1 obuolys, susmulkintas

1/8 šaukštelio. druskos

2 arb. vandens

Metodas

Dubenyje sumaišykite kario miltelius, majonezą ir vandenį. Į jį įpilkite citrininės vištienos, susmulkinto obuolio, razinų, salierų ir druskos. Mentele gerai išmaišykite ingredientus. Uždenkite salotas ir šaldykite, kol atvės.

Mėgautis!

Mėtų bulvių salotos

Ingridientai

7 raudonos bulvės

1 puodelis žaliųjų žirnelių, užšaldytų ir atšildytų

2 arb. baltojo vyno acto

½ šaukštelio. juodųjų pipirų

2 arb. alyvuogių aliejaus

¾ šaukštelio. druskos

2 arb. askaloninių česnakų, smulkiai pjaustytų

¼ puodelio mėtų lapelių, susmulkintų

Metodas

Virkite bulves vandenyje giliame dugne, kol suminkštės. Bulves atvėsinkite ir supjaustykite kubeliais. Sumaišykite actą, askaloninius česnakus, mėtas, alyvuogių aliejų, druską ir juoduosius pipirus. Sudėkite bulvių kubelius, žirnelius ir paruoštą mišinį. Gerai išmaišykite ir patiekite.

Mėgautis!

Vištienos kario salotos su mišriais žalumynais

Ingridientai

Vištienos karis, užšaldytas ir atšildytas

10 uncijų špinatų lapų

1 ½ puodelio salierų, susmulkintų

¾ puodelio majonezo

1 ½ puodelio žalių vynuogių, supjaustytų per pusę

½ puodelio raudonųjų svogūnų, supjaustytų

Metodas

Į maišymo dubenį sudėkite šaldytą vištienos karį. Į vištienos karį įpilkite raudonųjų svogūnų, žalių vynuogių, špinatų lapelių ir salierų. Gerai ismaisyti. Dabar įpilkite majonezo ir vėl gerai išmaišykite. Sureguliuokite druskos ir pipirų kiekį pagal skonį.

Mėgautis!

Riešutinės vištienos salotos

Ingridientai

1 puodelis bulguro

2 laiškiniai svogūnai, supjaustyti griežinėliais

2 puodeliai vištienos sultinio

3 puodeliai vištienos, virtos ir supjaustytos

1 obuolys, supjaustytas kubeliais

3 arb. graikinių riešutų, susmulkintų

¼ puodelio alyvuogių aliejaus

2 arb. sidro acto

1 šaukštelis. Dižono garstyčių

1 šaukštelis. rudojo cukraus

Druska

Metodas

Bulgurą išvirkite su sultiniu ir troškinkite. Atvėsinkite 15 minučių. Graikinius riešutus paskrudinkite keptuvėje ir sudėkite į dubenį, kad atvėstų. Maišymo dubenyje kruopščiai sumaišykite visus ingredientus. Sureguliuokite druską ir patiekite.

Mėgautis!

Garstyčių vištienos salotos

Ingridientai

1 kiaušinis, virtas

¼ šaukštelio. juodųjų pipirų

¾ svaro pjaustytų bulvių

¼ šaukštelio. košerinės druskos

2 arb. majonezo, mažai riebalų

3 arb. raudonojo svogūno, susmulkinto

1 šaukštelis. jogurto

1/3 puodelio saliero, supjaustyto

1 šaukštelis. garstyčių

Metodas

Bulves supjaustykite kubeliais ir virkite, kol suminkštės. Virtą kiaušinį susmulkinkite. Sumaišykite visus ingredientus, išskyrus kiaušinius ir bulves. Sudėkite mišinį ant susmulkintų kiaušinių ir bulvių kubelių. Gerai išmaišykite, kad ingredientai gerai susimaišytų. Pagardinkite druska ir pipirais pagal skonį.

Mėgautis!

Aitriosios imbiero bulvių salotos

Ingridientai

2 svarai raudonų bulvių, supjaustytų kubeliais

2 arb. kalendros, susmulkintos

2 arb. ryžių acto

1/3 puodelio žalio svogūno, supjaustyto

1 šaukštelis. Sezamų aliejus

1 jalapeno pipiras, smulkiai pjaustytas

4 arb. citrinžolės, maltos

¾ šaukštelio. druskos

2 arb. imbiero, tarkuoto

Metodas

Virkite bulves, kol suminkštės. Nupilkite vandens perteklių. Kruopščiai sumaišykite likusius ingredientus. Virtas bulves užpilkite mišiniu. Mentele sumaišykite ingredientus.

Mėgautis!

Salierų ir bulvių salotos

Ingridientai

2 svarai raudonų bulvių, supjaustytų kubeliais

2 uncijos pimiento, supjaustyti kubeliais

½ puodelio rapsų majonezo

1/8 šaukštelio. česnako miltelių

¼ puodelio žalių svogūnų, supjaustytų

¼ šaukštelio. juodųjų pipirų

¼ puodelio jogurto

½ šaukštelio. salierų sėklų

¼ puodelio grietinėlės, rūgštus

½ šaukštelio. druskos

1 šaukštelis. cukraus

1 šaukštelis. baltojo vyno acto

2 arb. paruoštų garstyčių

Metodas

Virkite bulvių kubelius, kol jie suminkštės, ir nusausinkite vandens perteklių. Išvirtas bulves atvėsinkite apie 30 min. Sumaišykite likusius ingredientus maišymo dubenyje. Sudėkite bulvių kubelius ir gerai išmaišykite, kad išmaišytų.

Mėgautis!

Laimo vištiena su bulvių salotomis

Ingridientai

1 svaras bulvių

1 skiltelė česnako, susmulkinta

2 puodeliai žirnių

½ šaukštelio. juodųjų pipirų

2 puodeliai vištienos krūtinėlės, supjaustytos

1 šaukštelis. druskos

½ puodelio susmulkintų raudonųjų paprikų

1 šaukštelis. druskos

½ puodelio svogūno, supjaustyto

1 šaukštelis. peletrūno, malto

1 šaukštelis. laimo sulčių

2 arb. alyvuogių aliejaus

1 šaukštelis. Dižono garstyčių

Metodas

Atskirai išvirkite bulves, žirnius ir vištienos krūtinėlę, kol suminkštės. Dubenyje sumaišykite likusius ingredientus. Dabar į maišymo dubenį sudėkite bulvių kubelius, žirnelius ir vištienos krūtinėlę. Naudokite mentele ir gerai išmaišykite ingredientus. Patiekite iš karto.

Mėgautis!

Bulvių salotos su ožkos sūriu

Ingridientai

2 ½ svaro bulvių

1 skiltelė česnako, susmulkinta

¼ puodelio baltojo vyno, sauso

1 šaukštelis. Dižono garstyčių

½ šaukštelio. druskos

2 arb. alyvuogių aliejaus

½ šaukštelio. juodųjų pipirų

2 arb. peletrūno, susmulkinto

1/3 puodelio svogūno, supjaustyto

¼ puodelio raudonojo vyno acto

½ puodelio petražolių, kapotų

3 uncijos ožkos sūrio

¼ puodelio grietinės

Metodas

Bulves išvirkite vandenyje, kol suminkštės. Dubenyje sumaišykite bulves, vyno actą, pipirus ir druską. Palikite nuošalyje 15 minučių. Dabar į bulvių mišinį sudėkite likusius ingredientus ir gerai išmaišykite. Patiekite iš karto.

Mėgautis!

Pico de Gallo – autentiška meksikietiška salsa

Ingridientai:

3 dideli kubeliais pjaustyti pomidorai, pakepinti

1 kubeliais pjaustytas vidutinio dydžio svogūnas

¼ krūvos kalendros, naudokite daugiau ar mažiau, priklausomai nuo jūsų skonio

Neprivalomi ingredientai

½ nulupto ir kubeliais supjaustyto agurko

Citrinos sultys iš ½ citrinos

½ šaukštelio. Susmulkintas česnakas

Druska pagal skonį

2 Jalapenos arba daugiau, jei norite aštresnių

1 kauliukas Nuluptas avokadas

Metodas

Sumaišykite visus ingredientus dideliame dubenyje ir gerai išmaišykite.

Patiekite iš karto.

Mėgautis!

Alyvuogių aliejaus ir citrinos salotų padažas

Ingridientai:

8 česnako skiltelės susmulkintos

½ šaukštelio. Juodasis pipiras

1 puodelis Šviežiai spaustų citrinų sulčių

2 arb. Druska

½ puodelio aukščiausios kokybės pirmojo spaudimo alyvuogių aliejaus

Metodas

Sudėkite visus ingredientus į trintuvą ir plakite, kol visi ingredientai susimaišys. Šį užpilą reikia laikyti sandariame inde ir netrukus sunaudoti, nes kitaip užpilas bus kartaus dėl jame esančių citrinos sulčių.

Mėgautis!

Pupelių, kukurūzų ir avokadų salotos

Ingridientai:

1 skardinė juodųjų pupelių, nusausintų

1 skardinė geltonieji saldieji kukurūzai, konservuoti, nusausinti

2 valg. Žaliųjų citrinų sultys

1 šaukštelis. Alyvuogių aliejus

4 valg. Cilantro

5 puodeliai pjaustytų žalių svogūnų

1 avokadas

1 raudoni prinokę pomidorai

Metodas

Sudėkite visus ingredientus į didelį maišymo dubenį ir švelniai išmaišykite.

Patiekite iš karto arba patiekite šaltą.

Mėgautis!

Pietvakarių makaronų salotos

Ingridientai:

1–8 uncijos Maži pilno grūdo makaronai

15 uncijų kukurūzų

15 uncijų juodųjų pupelių

1 puodelis bet kokios rūšies salsos

1 puodelis čederio sūrio, susmulkintas

1 puodelis kubeliais pjaustytų žaliųjų pipirų, paprika

Metodas

Paruoškite makaronus pagal pakuotės nurodymus. Nusausinkite, nuplaukite ir sudėkite į didelį dubenį. Skysčiai rezervuojami ir nusunami iš konservuotų kukurūzų ir juodųjų pupelių. Dideliame dubenyje sumaišykite visus ingredientus su virtais makaronais. Įpilkite nedidelį kiekį rezervuotų konservuotų skysčių, jei reikia, įpilkite. Patiekite iš karto.

Mėgautis!

Skrudintų burokėlių salotos

Ingridientai:

6 geltonieji burokėliai, 1/2 svaro

3 valg. Alyvuogių aliejus

Švieži malti juodieji pipirai

1 ½ a.š. Estragono arba šerio actas

1 valgomasis šaukštas. čiobrelių lapeliai

4 stiklinės mišrių salotų žalumynų

½ puodelio trupinto fetos sūrio

1 valgomasis šaukštas. mėtų

Metodas

Iš pradžių orkaitė įkaitinama iki 375 laipsnių. Burokėlius sudėkite į negilią uždengtą kepimo formą. Įpilkite tiek vandens, kad jis padidėtų 1/2 colio. Uždenkite burokėlius ir kepkite valandą arba tol, kol burokėlius lengvai pradurs pjaustymo peilis. Išimkite burokėlius iš orkaitės. Vidutiniame dubenyje suplakite actą ir kapotas žoleles. Virtus burokėlius supjaustykite 1/2 colio kubeliais, tada supilkite padažu. Pabarstykite fetos sūriu ir nedelsdami patiekite.

Mėgautis!

O berniuk, salotos!

Ingridientai:

1 puodelis pomidorų, pjaustytų arba griežinėliais

1 stiklinė pjaustytų agurkų, pjaustytų

1 šaukštelis. Džiovintos krapų žolės

1 valgomasis šaukštas. Lengvas majonezas

Metodas

Sudėkite visus ingredientus į didelį dubenį ir gerai išplakite, kol visi ingredientai susimaišys. Šaldykite per naktį ir patiekite atšaldytą.

Mėgautis!!

Traškios kopūstų Ramen makaronų salotos

Ingridientai:

3 valg. Alyvuogių aliejus

3 valg. Actas

2 valg. Cukrus arba cukraus pakaitalas

½ pakuotės Ramen makaronų prieskonių

¼ šaukštelio. Pipirai

1 valgomasis šaukštas. Mažai natrio sojos padažas

Ingredientai salotoms:

1 maža raudonojo arba žaliojo kopūsto galvutė

2 Susmulkinti žali svogūnai, susmulkinti

1 Nulupta ir sutarkuota morka

1 pakuotė Susmulkintų ramen makaronų

Metodas

Paruoškite padažą sumaišydami ingredientus dideliame salotų maišymo dubenyje. Išmaišykite, kad cukrus ištirptų. Pirmieji trys salotų ingredientai sudedami į dubenį ir gerai išmaišomi. Sudėkite susmulkintą rameną ir gerai išmaišykite. Užpilkite padažu ir nedelsdami patiekite.

Mėgautis!

Špinatų ir pomidorų makaronų salotos

Ingridientai:

8oz. Maži makaronai arba orzo

8 uncijos. Trupintas fetos sūris

16 oz. Vynuoginiai pomidorai

4 puodeliai kūdikių špinatų

2 valg. Nusausinti kaparėliai

¼ šaukštelio. Juodasis pipiras

2 valg. Susmulkintas parmezano sūris

Metodas

Virkite makaronus pagal pakuotės nurodymus, kol jie taps al dente, tvirti.

Kai makaronai išvirti; nusausinkite ant pomidorų, kad greitai blanširuotų. Kol makaronai verda, špinatai, feta ir kaparėliai turi būti sudėti į didelį dubenį. Sumaišykite pomidorus ir makaronus su špinatų mišiniu. Prieš nusausinant makaronus, proporcingai dedami makaronai, kad jie susimaišytų. Galiausiai pagardinkite juodaisiais pipirais ir papuoškite tarkuotu sūriu. Patiekite iš karto.

Mėgautis!

Valdorfo salotos

Ingridientai:

4 vidutiniai obuoliai, supjaustyti kubeliais

1/3 puodelio kapotų graikinių riešutų

1/3 puodelio razinų

½ puodelio neriebaus paprasto jogurto, graikiško arba paprasto

3 stiebeliai susmulkintų salierų

Metodas

Sudėkite visus ingredientus į didelį dubenį ir gerai išplakite, kol visi ingredientai susimaišys. Šaldykite per naktį ir patiekite atšaldytą.

Mėgautis!

Istuaeli salotos

Ingridientai:

1 žalia arba geltona paprika, susmulkinta

1 nuluptas agurkas, susmulkintas

2 valg. Citrinos sulčių

1 šaukštelis. Druska

1 šaukštelis. Šviežiai malti pipirai

3 Pomidorai, supjaustyti

3 valg. pirmo spaudimo alyvuogių aliejus

Metodas

Sudėkite visus ingredientus į didelį dubenį ir gerai išplakite, kol visi ingredientai susimaišys. Patiekite nedelsdami, nes kuo labiau šios salotos sėdės, tuo jos bus vandeningos.

Mėgautis!

Kopūstų makaronų salotos

Ingridientai:

3 valg. Alyvuogių aliejus 3 a.š. Actas 2 a.š. Cukrus½ pakuotės Ramen makaronai

¼ šaukštelio. Pipirai

1 valgomasis šaukštas. Mažai natrio sojos padažas

1 galva raudonojo arba žalio kopūsto

2 Žalieji svogūnai, susmulkinti

1 Nulupta morka, sutarkuota

1 pakuotė Susmulkintų ramen makaronų

Metodas

Visi ingredientai sumaišomi dideliame dubenyje. Gerai maišykite, kad cukrus ištirptų. Tada sujungiami pirmieji trys svarbiausi šių salotų ingredientai ir visi gerai išmaišomi. Į jį dedami sutrinti ramen makaronai. Tada į jį pridedami likę ingredientai ir pakartotinai išmaišomi. Patiekite iš karto arba uždenkite ir šaldykite, kad skoniai susimaišytų.

Mėgautis!

Meksikos juodųjų pupelių salotos

Ingridientai

1 ½ skardinės virtų juodųjų pupelių

2 Prinokę slyviniai pomidorai, supjaustyti kubeliais

3 Svogūnėliai, supjaustyti

1 valgomasis šaukštas. Šviežios laimo sultys

2 valg. šviežiai pjaustytos kalendros

Druska ir šviežiai malti juodieji pipirai pagal skonį

1/3 puodelio kukurūzų

2 valg. Alyvuogių aliejus

Metodas

Sumaišykite visus ingredientus vidutinio dydžio dubenyje ir švelniai išmaišykite. Palikite salotas šaldytuve iki patiekimo. Patiekite atšaldytą.

Mėgautis!

Juodųjų pupelių ir kukurūzų salsa

Ingridientai:

1 skardinė juodųjų pupelių

3 valg. šviežiai pjaustytos kalendros

1 skardinė Geltonieji ir baltieji kukurūzai

¼ puodelio susmulkinto svogūno

1 skardinė Rootle

Laimo sultys arba išspauskite vieną laimą

Metodas

Nusausinkite skystį iš juodųjų pupelių, šaknų ir kukurūzų skardinių ir sumaišykite juos dideliame dubenyje. Įdėkite kalendrą ir svogūną ir gerai išmaišykite. Prieš patiekdami, įspauskite šiek tiek citrinos sulčių.

Mėgautis!

Turkijos taco salotos

Ingridientai:

2 uncijos. Malta kalakutiena

2/4 puodelio Čedaro sūrio

1 ½ puodelio kapotų romėnų salotų

1/8 puodelio svogūnai, supjaustyti

½ uncijos. Tortilijos traškučiai

2 valg. Salsa

¼ puodelio raudonųjų pupelių

Metodas

Į didelį dubenį sudėkite visus ingredientus, išskyrus tortilijos traškučius, ir gerai išmaišykite. Prieš patiekdami salotas apibarstykite grūstomis tortilijomis ir nedelsdami patiekite.

Mėgautis!

Vaivorykštės vaisių salotos

Ingridientai

Vaisių salotos:

1 didelis nuluptas mangas, supjaustytas kubeliais

2 puodeliai mėlynių

2 griežinėliais supjaustyti bananai

2 puodeliai braškių

2 puodeliai vynuogių be sėklų

2 valg. Citrinos sulčių

1 ½ a.š. Medus

2 puodeliai vynuogių be sėklų

2 Nelupti nektarinai, supjaustyti griežinėliais

1 nuluptas kivis, supjaustytas griežinėliais

Medaus apelsinų padažas:

1/3 puodelio nesaldintų apelsinų sulčių

¼ šaukštelio. Malto imbiero

Švelniai muskato riešutas

Metodas

Sudėkite visus ingredientus į didelį dubenį ir gerai išplakite, kol visi ingredientai susimaišys. Šaldykite per naktį ir patiekite atšaldytą.

Mėgautis!

Saulės vaisių salotos

Ingridientai:

3 kiviai, supjaustyti kąsnio dydžio gabalėliais

320 uncijų. Ananasų gabaliukai sultyse

215 uncijos. Nusausinti mandarinai, konservuoti šviesiame sirupe

2 bananai

Metodas

Sumaišykite visus ingredientus dideliame dubenyje ir šaldykite mažiausiai 2 valandas. Patiekite šias salotas atšaldytas.

Mėgautis!

Citrusinių vaisių ir juodųjų pupelių salotos

Ingridientai:

1 nuluptas greipfrutas, susmulkintas

2 nulupti apelsinai, supjaustyti skiltelėmis

११6oz. Nusausinta juodųjų pupelių skardinė

½ stiklinės supjaustyto raudonojo svogūno

½ griežinėliais supjaustyto avokado

2 valg. Citrinos sulčių

Juodieji pipirai pagal skonį

Metodas

Sumaišykite visus ingredientus dideliame maišymo dubenyje ir patiekite kambario temperatūroje.

Mėgautis!

Aitriosios agurkų ir svogūnų salotos

Ingridientai

2 agurkai, plonais griežinėliais

½ šaukštelio. Druska

¼ šaukštelio. Juodasis pipiras

2 valg. Granuliuotas cukrus

1/3 puodelio sidro acto

1 Svogūnas, plonais griežinėliais

1/3 stiklinės vandens

Metodas

Agurkus ir svogūnus pakaitomis išdėliokite į indą. Sumaišykite likusius ingredientus trintuve ir plakite iki vientisos masės. Atvėsinkite padažą keletą valandų. Prieš patiekdami, užpilkite padažu ant agurkų ir svogūnų ir nedelsdami patiekite.

Mėgautis!

Sodo salotos su mėlynėmis ir burokėliais

Ingridientai:

1 galva Romaine salotos

1 sauja mėlynių

1 oz. ožkos sūris Sutrupintas

2 Skrudinti burokėliai

5-6 vyšniniai pomidorai

¼ puodelio konservuoto tuno

Druska, pagal skonį

Pipirai, pagal skonį

Metodas

Visus ingredientus sudėkite į riebalais išteptą kepimo formą ir uždenkite folija. Kepkite iki 250 laipsnių F įkaitintoje orkaitėje apie valandą. Šiek tiek atvėsinkite ir pagardinkite pagal savo skonį. Patiekite karštą.

Mėgautis!

Žiedinių kopūstų arba netikrų bulvių salotos

Ingridientai

1 Žiedinio kopūsto galva, išvirti ir supjaustyti žiedeliais

¼ puodelio neriebaus pieno

6 arb. Splenda

¾ a.š. Sidro actas

5 valg. Lengvas majonezas

2 arb. Geltonosios garstyčios

Metodas

Sumaišykite visus ingredientus, išskyrus žiedinį kopūstą, ir išplakite iki vientisos masės. Prieš patiekiant virtą kalafiorą aptepkite paruoštu užpilu ir patiekite šiltą.

Mėgautis!

Agurkų krapų salotos

Ingridientai:

1 puodelis neriebaus graikiško jogurto arba paprasto neriebaus

Druska ir pipirai pagal skonį

6 puodeliai agurkų, plonais griežinėliais

½ stiklinės svogūno, plonais griežinėliais

¼ puodelio citrinos sulčių

2 skiltelės malto česnako

1/8 puodelio krapų piktžolės

Metodas

Iš jogurto nupilkite vandens perteklių ir atvėsinkite apie 30 minučių. Jogurtą sumaišykite su likusiais ingredientais ir gerai išmaišykite. Šaldykite dar valandai ir patiekite atšaldytą.

Mėgautis!

Dirbtinių bulvių salotos

Ingridientai

16 a.š. Majonezas be riebalų

5 stiklinės virtų žiedinių kopūstų, supjaustytų žiedynais

¼ puodelio geltonųjų garstyčių

¼ puodelio kapotų salierų

½ puodelio supjaustyto agurko

1 valgomasis šaukštas. Geltonos garstyčių sėklos

¼ puodelio kubeliais pjaustytų krapų agurkų

½ šaukštelio. Česnako milteliai

Metodas

Sudėkite visus ingredientus į didelį dubenį ir gerai išplakite, kol visi ingredientai susimaišys. Šaldykite per naktį ir patiekite atšaldytą. Galite net bulves pakeisti žiediniu kopūstu, patiekalo skonis vienodai skanus.

Mėgautis!

Bonnie tetos bulvių agurkų salotos

Ingridientai

2-3 stiklinės naujų bulvių

1 valgomasis šaukštas. Kubeliai krapai

1 valgomasis šaukštas. Dižono garstyčios

¼ puodelio linų aliejaus

4 česnakai, susmulkinti

2 arb. krapai, susmulkinti

¼ šaukštelio. Pipirai

3-4 puodeliai agurkų

¼ šaukštelio. Druska

Metodas

Sumaišykite visus ingredientus dideliame dubenyje ir gerai išmaišykite, kol visi ingredientai bus įtraukti, prieš pat patiekiant. Patiekite iš karto.

Mėgautis!

Uogų-gerų špinatų salotos

Ingridientai

½ puodelio pjaustytų braškių

¼ puodelio aviečių

¼ puodelio Newman's Own lengvo aviečių ir graikinių riešutų padažo

¼ puodelio mėlynių

¼ puodelio pjaustytų migdolų

4 puodeliai špinatų

¼ puodelio pjaustytų raudonųjų svogūnų

Metodas

Sudėkite visus ingredientus į didelį dubenį ir gerai išplakite, kol visi ingredientai susimaišys. Šaldykite per naktį ir patiekite atšaldytą.

Mėgautis!

Tubulų salotos

Ingridientai

1 puodelis bulgur kviečių

1 Susmulkintas svogūnas

4 Svogūnėliai, susmulkinti

Druska ir pipirai pagal skonį

2 puodeliai maltų petražolių lapelių

¼ puodelio citrinos sulčių

2 stiklinės verdančio vandens

2 vidutinio dydžio pomidorai, supjaustyti kubeliais

¼ puodelio alyvuogių aliejaus

1 puodelis maltų mėtų

Metodas

Vidutiniame puode užvirinkite vandenį. Nuėmus nuo ugnies, supilkite lėkštę ir uždenkite sandariu dangteliu ir palikite 30 minučių. Nupilkite vandens perteklių. Sudėkite likusius ingredientus ir gerai išmaišykite. Patiekite iš karto.

Mėgautis!

BLT salotos su baziliko Mayo padažu

Ingridientai

½ svaro šoninės

½ puodelio majonezo

2 valg. Raudonojo vyno actas

¼ puodelio smulkiai supjaustyto baziliko

1 šaukštelis. pipirai Malti juodi

1 valgomasis šaukštas. Rapsų aliejus

1 svaras romėnų salotų – nuplaukite, išdžiovinkite ir suplėšykite kąsnio dydžio gabalėliais

¼ pintos vyšninių pomidorų

Metodas

Šoninę sudėkite į didelę, gilią keptuvę. Virkite ant vidutinės ugnies, kol tolygiai paruduos. Į nedidelį dubenį supilkite rezervuotą šoninės lašinuką, majonezą, baziliką ir actą ir išplakite. Uždenkite ir laikykite kambario temperatūroje. Dideliame dubenyje sumaišykite romėnus, šoninę ir skrebučius, pomidorus. Užpilkite padažu ant salotų. Tarnauti.

Mėgautis!

Peiliu ir šakute keptos Cezario salotos

Ingridientai

1 ilgas plonas batonas

¼ puodelio alyvuogių aliejaus, padalintas

2 Česnakai, perpjauti per pusę

1 mažas pomidoras

1 romėnų salotos, išoriniai lapai išmesti

Druska ir stambiai malti juodieji pipirai pagal skonį

1 puodelis Cezario salotų padažo arba pagal skonį

½ puodelio parmezano sūrio skutimosi

Metodas

Įkaitinkite grilį ant silpnos ugnies ir groteles lengvai patepkite aliejumi. Supjaustykite batoną, kad gautumėte 4 ilgas, maždaug 1/2 colio storio riekeles. Kiekvieną išpjautą pusę lengvai aptepkite maždaug puse alyvuogių aliejaus. Kepkite batono riekeles ant įkaitintų grotelių, kol lengvai apskrus, 2–3 minutes kiekvienoje pusėje. Kiekvieną batono griežinėlių pusę įtrinkite česnako ir pomidorų pjovimo puse. Aptepkite 2 nupjautas romėnų ketvirčių puses likusiu alyvuogių aliejumi. Kiekvieną apšlakstykite Cezario padažu.

Mėgautis!

Braškių romėnų salotos I

Ingridientai:

1 Romaine gūžinės salotos, nuplautos, išdžiovintos ir susmulkintos

2 kekės nuplauti špinatus, išdžiovinti ir susmulkinti

2 Pintos braškės, supjaustytos griežinėliais

1 Bermudų svogūnas

½ puodelio majonezo

2 valg. Baltojo vyno actas

1/3 stiklinės baltojo cukraus

¼ puodelio Pieno

2 valg. Aguonos

Metodas

Dideliame salotų dubenyje sumaišykite romėnus, špinatus, braškes ir supjaustytą svogūną. Indelyje su sandariu dangteliu sumaišykite majonezą, actą, cukrų, pieną ir aguonas. Gerai suplakite ir užpilkite užpilą ant salotų. Sumaišykite, kol pasidengs tolygiai. Patiekite iš karto.

Mėgautis!

Graikiškos salotos

Ingridientai:

1 džiovintos romėnų salotos

6 uncijos alyvuogės be kauliukų, juodos

1 Žalioji paprika, susmulkinta

1 plonai pjaustytas raudonasis svogūnas

6 valg. Alyvuogių aliejus

1 raudona paprika, susmulkinta

2 dideli pomidorai, supjaustyti

1 agurkas, supjaustytas

1 puodelis trupinto fetos sūrio

1 šaukštelis. Džiovintas raudonėlis

1 citrina

Metodas

Dideliame maišymo salotų dubenyje Romaine, svogūnai, alyvuogės, paprikos, agurkai, pomidorai ir sūris gerai sumaišomi. Sumaišykite alyvuogių aliejų, citrinos sultis, raudonėlį ir juoduosius pipirus. Užpilkite padažu ant salotų, išmaišykite ir patiekite.

Mėgautis!

Braškių ir fetos salotos

Ingridientai

1 puodelis pjaustytų migdolų

2 skiltelės Susmulkintas česnakas

1 šaukštelis. Medus 1 puodelis Augalinis aliejus

1 galva romaninės salotos,

1 šaukštelis. Dižono garstyčios

¼ puodelio aviečių acto

2 valg. Balzamiko actas

2 valg. rudas cukrus

1 pintos braškės, supjaustytos griežinėliais

1 puodelis trupinto fetos sūrio

Metodas

Keptuvėje aliejus įkaitinamas ant vidutinio stiprumo, kepkite migdolus, dažnai maišydami, kol lengvai apskrus. Nuimkite nuo ugnies. Dubenyje paruoškite užpilą, sumaišydami balzaminį actą, rudąjį cukrų ir augalinį aliejų. Dideliame dubenyje sumaišykite migdolus, fetos sūrį ir romėnų salotas. Prieš patiekdami apipilkite salotas su padažu.

Mėgautis!

Kepsnių salotos

Ingridientai

1 ¾ svaro nugarinės kepsnys

1/3 puodelio alyvuogių aliejaus

3 valg. Raudonojo vyno actas

2 valg. Citrinos sulčių

1 skiltelė Česnakas, susmulkintas

½ šaukštelio. Druska

1/8 šaukštelio. Malti juodieji pipirai

1 šaukštelis. Worcestershire padažas

1 Morka, supjaustyta

½ puodelio supjaustyto raudonojo svogūno

¼ puodelio įdarytų žalių pimento alyvuogių

Metodas

Įkaitinkite grilį ant didelės ugnies. Padėkite kepsnį ant grotelių ir kepkite 5 minutes iš kiekvienos pusės. Nukelkite nuo ugnies ir palikite pastovėti, kol atvės. Nedideliame dubenyje suplakite alyvuogių aliejų, actą, citrinos sultis, česnaką, druską, pipirus ir Vusterio padažą. Įmaišykite sūrį. Po to uždenkite ir padėkite padažą į šaldytuvą. Prieš patiekdami kepsnį užpilkite padažu.

Patiekite su traškia kepta prancūziška duona.

Mėgautis!

Mandarinų migdolų salotos

Ingridientai:

1 romėnų salotos

11 uncijų mandarinų apelsinų, nusausintų

6 Žalieji svogūnai, plonais griežinėliais

½ puodelio alyvuogių aliejaus 1 valg. baltasis cukrus

1 šaukštelis. Susmulkintų raudonųjų pipirų dribsniai

2 valg. baltasis cukrus

½ puodelio pjaustytų migdolų

¼ puodelio raudonojo vyno acto

Malti juodieji pipirai pagal skonį

Metodas

Dideliame dubenyje sumaišykite romėnų salotas, apelsinus ir žaliuosius svogūnus. Į keptuvę suberkite cukrų ir maišykite, kol cukrus pradės tirpti. Nuolat maišykite. Suberkite migdolus ir maišykite, kol pasidengs. Migdolus pasukite į lėkštę ir atvėsinkite. Sumaišykite alyvuogių aliejų, raudonojo vyno actą, vieną šaukštą. cukraus, pipirų raudonųjų dribsnių ir juodųjų pipirų stiklainyje su sandariu dangteliu. Prieš patiekdami salotas aptepkite salotų padažu, kol apskrus. Perkelkite į serviravimo dubenį ir patiekite apibarstę cukruotais migdolais. Patiekite iš karto.

Mėgautis!

Tropinės salotos su ananasų vinaigrete

Ingridientai

6 šoninės griežinėliai

¼ puodelio ananasų sulčių

3 valg. Raudonojo vyno actas

¼ puodelio alyvuogių aliejaus

Šviežiai maltų juodųjų pipirų pagal skonį

Druska pagal skonį

10 uncijų Supakuokite susmulkintas romanines salotas

1 puodelis kubeliais pjaustytų ananasų

½ puodelio kapotų ir skrudintų makadamijų riešutų

3 Susmulkinti žalieji svogūnai

¼ puodelio skrudinto kokoso drožlių

Metodas

Šoninę sudėkite į didelę, gilią keptuvę. Virkite ant vidutinės-stiprios ugnies, kol tolygiai apskrus, apie 10 minučių. Šoninę nusausinkite ir sutrupinkite. Uždengtame indelyje sumaišykite ananasų sultis, raudonojo vyno actą, aliejų, pipirus ir druską. Uždenkite, kad gerai suplaktumėte. Sumaišykite likusius ingredientus ir supilkite padažą. Papuoškite skrudintu kokosu. Patiekite iš karto.

Mėgautis!

Kalifornijos salotų dubuo

Ingridientai:

1 avokadas, nuluptas ir be kauliukų

1 valgomasis šaukštas. Citrinos sulčių

½ puodelio majonezo

¼ šaukštelio. Aitriųjų pipirų padažas

¼ puodelio alyvuogių aliejaus

1 skiltelė Česnakas, susmulkintas

½ šaukštelio. Druska

1 galvos romaninės salotos

3 uncijos Čedaro sūrio, susmulkinto

2 kubeliais supjaustyti pomidorai

2 Susmulkinti žali svogūnai

¼ skardinės žalių alyvuogių be kauliukų

1 puodelis stambiai susmulkintų kukurūzų traškučių

Metodas

Blenderyje sumaišykite visas citrinos sultis, komponentus avokadą, majonezą, alyvuogių aliejų, aitriųjų paprikų padažą, česnaką ir druską. Kol jis taps sklandus, tęskite apdorojimą. Dideliame dubenyje sumaišykite čederio sūrį, romėnų salotas, pomidorus ir avokadą ir prieš patiekdami užpilkite padažu.

Mėgautis!

Klasikinės salotos

Ingridientai:

1 puodelis blanširuotų pjaustytų migdolų

2 valg. sezamo sėklos

1 romėnų salotos, suplėšytos kąsnio dydžio gabalėliais

1 raudonos lapinės salotos, suplėšytos kąsnio dydžio gabalėliais

8 uncijos susmulkintas fetos sūris

4 uncijos Galima supjaustyti juodąsias alyvuoges

1 puodelis vyšninių pomidorų, perpjautų per pusę

1 Raudonasis svogūnas, perpjautas per pusę ir plonais griežinėliais

6 grybai, supjaustyti

¼ puodelio tarkuoto Romano sūrio

8 uncijos Butelis itališkas salotų padažas

Metodas

Įkaitinkite didelę keptuvę ant vidutinės-stiprios ugnies. Sudėkite migdolus į keptuvę ir kepkite. Kai migdolai pradeda skleisti aromatą, dažnai maišydami suberkite sezamo sėklas. Virkite dar 1 minutę arba kol sėklos apskrus.

Dideliame salotų dubenyje sumaišykite salotas su alyvuogėmis, fetos sūriu, grybais, migdolais, pomidorais, sezamo sėklomis, svogūnu ir Romano sūriu.

Paruošę patiekti, užpilkite itališku padažu ir išmaišykite.

Mėgautis!

Kreminė traški šlakelis

Ingridientai

Puodelis majonezo

2 valg. Sidro actas

1 šaukštelis. Kmynų sėklos

1 galva Kopūstai, susmulkinti

2 Svogūnėliai, susmulkinti

2 žalieji obuoliai, supjaustyti griežinėliais

1 puodelis šoninės

Druska ir pipirai, pagal skonį

Metodas

Majonezas turi būti sumaišytas su kmynais ir sidro actu. Tinkamai sumaišius, sumaišykite su smulkiai pjaustytais kopūstais, laiškiniais svogūnais, žaliais obuoliais ir virtais šonine. Dabar gerai išmaišykite ingredientus, tada pagardinkite pagal skonį, jei reikia, įberkite druskos ir pipirų pagal skonį ir prieš patiekdami palikite šiek tiek nuošalyje.

Mėgautis!!

Bistro šoninės salotos

Ingridientai

1 puodelis šoninės

2 valg. Sidro actas

1 šaukštelis. Dižono garstyčios

Alyvuogių aliejus

1 ryšelis mesclun žalumynų

Druska ir pipirai, pagal skonį

1 kiaušinis, iškeptas

Metodas

Iš pradžių reikia apkepti šoninę, o po to – susmulkinti keptus šoninius. Dabar dubenyje sumaišykite sidro actą, Dižono garstyčias, alyvuogių aliejų, druską ir pipirus. Tinkamai sumaišę visus šiuos ingredientus, supilkite šį mišinį su mesclun žalumynais. Tada salotas apibarstykite pjaustytais šonine ir plaktu kiaušiniu.

Mėgautis!!

Kariuoto tuno salotos

Ingridientai

1 šaukštelis. kario milteliai

Daržovių aliejus

½ puodelio Puodelio majonezo

Žaliųjų citrinų sultys

Skardinė tuno

2 Raudonieji svogūnai, supjaustyti griežinėliais

1 krūva kalendros

10-12 auksinių razinų

Druska ir pipirai, pagal skonį

Metodas

Kario milteliai turi būti skrudinami augaliniame aliejuje, o tada atvėsinami. Dabar į dubenį supilkite majonezą, laimo sultis, druską ir pipirus ir gerai išmaišykite. Dabar paimkite skrudintus miltelius ir šį mišinį ir sumaišykite su konservuota melodija, kalendra, raudonaisiais svogūnais ir razinomis. Juos gerai išmaišykite ir tada patiekite skanaus skonio, įdomias salotas.

Mėgautis!!

Spanguolių špinatų salotos

Ingridientai

½ stiklinės sviesto

Mažiau nei puodelis migdolų, blanširuotų

Svaras špinatų, supjaustytų gabalėliais

Puodelis spanguolių, džiovintų

1 šaukštelis. Sezamo sėklos, skrudintos

1 šaukštelis. Aguonos

1/2 puodelio baltojo cukraus

1 svogūnas, susmulkintas

1 šaukštelis. paprika

Apie 1/2 puodelio baltojo vyno acto

Sidro actas

1/2 puodelio augalinio aliejaus

Metodas

Paimkite keptuvę ir ant nedidelės ugnies aliejuje ištirpinkite sviestą, tada sumaišykite joje migdolus ir paskrudinkite. O kai apskrus, leiskite šiek tiek atvėsti. Dabar paimkite kitą vidutinio dydžio dubenį, sumaišykite sezamo sėklas, aguonas, cukrų, svogūną su baltojo vyno actu, sidro actu ir aliejumi. Tada sumaišykite šį mišinį su špinatais ir galiausiai įmeskite į dubenį su skrudintais migdolais ir džiovintomis spanguolėmis. Tada salotos yra paruoštos patiekti.

Mėgautis!!

Bermudų špinatų salotos

Ingridientai

5-6 kiaušiniai

1/2 svaro šoninės

Apie du svarus špinatų, smulkiai pjaustytų

3 skrebučiai

1 puodelis grybų

1 svogūnas

Puodelis baltojo cukraus

Daržovių aliejus

1 šaukštelis. Juodieji pipirai, malti

Salierų sėklos

1 šaukštelis. Dižono garstyčios

Metodas

Įdėkite kiaušinius į keptuvę ir visiškai uždenkite keptuvę šaltu vandeniu, tada užvirinkite vandenį ir leiskite kiaušiniui nusistovėti vandenyje, todėl palikite keptuvę nuošalyje ir atvėsinkite. Kai kiaušiniai atvės, nulupkite ir supjaustykite. Dabar supilkite šoninę į keptuvę ir kepkite iki rudos spalvos. Išvirus juos nusausinkite. Dabar paimkite likusius ingredientus ir gerai išmaišykite. Gerai išmaišius, salotos yra paruoštos patiekti.

Mėgautis!!

Špinatų ir grybų salotos

Ingridientai

1 svaras šoninės, supjaustytos griežinėliais

3 Kiaušiniai

1 šaukštelis. baltasis cukrus

2-3 v.š. vandens

2 valg. sidro acto

Svaras špinatų

Druska

Apie kilogramą grybų, supjaustytų griežinėliais

Metodas

Paimkite didelę keptuvę ir ant vidutinės ugnies aliejuje apkepkite šoninės griežinėlius. Kai šoninės įgauna rudą spalvą, sutrupinkite ir atidėkite į šalį, o tuo pačiu metu reikia palikti lašinių riebalus. Dabar supilkite kiaušinius į keptuvę ir užpilkite vandeniu, tada užvirinkite. Išimkite kiaušinius ir atvėsinkite, tada nulupkite ir supjaustykite griežinėliais. Dabar supilkite cukrų, vandenį, actą ir druską į keptuvę su šoninės riebalais ir gerai įkaitinkite. Dabar sudėkite visus ingredientus su špinatais į didelio dydžio dubenį, sumaišykite ir taip skanios salotos paruoštos patiekti.

Mėgautis!!

Suvytusių špinatų salotos

Ingridientai

3 Kiaušiniai

Svaras šoninės, supjaustytas

Špinatų krūva, nuvalyta ir išdžiovinta

Apie puodelį cukraus

1/2 puodelio baltojo acto

Puodelis raudonojo vyno acto

3 Žalieji svogūnai

Metodas

Supilkite kiaušinius į keptuvę ir užpilkite pakankamai šaltu vandeniu, o tada uždenkite keptuvę užvirinti. Kai kiaušiniai iškeps, atidėkite į šalį atvėsti, tada nulupkite ir supjaustykite griežinėliais arba griežinėliais. Dabar paimkite šoninę į keptuvę ir kepkite ant silpnos ugnies. Kai šoninės paruduos, perkelkite juos į didelio dydžio dubenį su špinatais ir žaliais svogūnais.

Šoninės riebalus ir likusius ingredientus supilkite į dubenį, gerai išmaišykite ir tada salotos paruoštos patiekti.

Mėgautis!!

Šiltos Briuselio kopūstų, šoninės ir špinatų salotos

Ingridientai

6-7 šoninės griežinėliai

2 puodeliai Briuselio kopūstų

1 šaukštelis. Kmynų sėklos

2 valg. Daržovių aliejus

2 valg. Baltojo vyno actas

1/2 svaro špinatų, susmulkintų, nuplautų ir išdžiovintų

Metodas

Šoninė turi būti dedama į keptuvę ir kepama ant vidutinės ugnies, kol šoninė paruduos. Iškepus, sutrupinkite ir atidėkite į šalį. Dabar daigus reikia troškinti, kol jie suminkštės. Į likusius keptuvės šoninės riebalus suberkite daigus su kmynais ir maišykite minutę ar dvi, kol suminkštės. Dabar paimkite visus ingredientus kartu su šonine, špinatais į dubenį ir gerai išmaišykite. Gerai išmaišius skanios salotos yra paruoštos patiekti.

Mėgautis!!

Brokolių salotos

Ingridientai

1 puodelis neriebaus majonezo

2 šviežios brokolių galvutės, supjaustytos gabalėliais

1/2 puodelio raudonųjų svogūnų, smulkiai pjaustytų

1/2 puodelio razinų

2 valg. Baltojo vyno actas

1 šaukštelis. Baltasis cukrus 1 puodelis saulėgrąžų

Metodas

Šoninius sudėkite į keptuvę ir kepkite ant vidutinės ugnies, kol paruduos. Tada lašinius nusausinkite ir palikite šone. Dabar sudėkite visus ingredientus į dubenį kartu su virta šonine ir gerai išmaišykite. Kai jie susimaišys, valandai ar dviem padėkite į šaldytuvą ir patiekite atšaldytą.

Mėgautis!!

Derliaus salotos

Ingridientai

1/2 puodelio graikinių riešutų, susmulkintų

1 ryšelis špinatų, nuvalytų ir suplėšytų kąsneliais

1/2 puodelio spanguolių

1/2 puodelio mėlynojo pelėsinio sūrio, susmulkinto arba susmulkinto

2 Pomidorai, be sėklų ir susmulkinti

1 avokadas, nuluptas ir supjaustytas kubeliais

2 valg. Raudonojo vyno actas

2 valg. Raudonųjų aviečių uogienė

1 puodelis graikinių riešutų aliejaus

Druska ir juodieji pipirai, pagal skonį

Metodas

Orkaitę reikia įkaitinti iki 190 C, o tada graikinius riešutus išdėlioti kepimo skardoje ir skrudinti, kol paruduos. Dabar paimkite dubenį ir sumaišykite špinatus, graikinius riešutus, spanguoles, raudonuosius svogūnus, avokadą, mėlynąjį sūrį ir pomidorus. Tinkamai sumaišius, paimkite kitą mažo dydžio dubenį ir sumaišykite uogienę, graikinių riešutų aliejų, pipirus, druską ir actą. Dabar supilkite šį mišinį į salotas ir gerai išmaišykite. Prieš patiekdami atvėsinkite valandą ar dvi.

Mėgautis!!

Žieminės žalios salotos

Ingridientai

1 krūva Collard lapų, susmulkintų

1 ryšelis kopūstų lapų, susmulkintų

1 romėnų salotos, apipjaustytos

1 raudonojo kopūsto galva

1 kriaušė

1 Bermudų svogūnas

1 avokadas, nuluptas ir supjaustytas kubeliais

2 Morkos, sutarkuotos

2-3 v.š. Razinos

Alyvuogių aliejus

Actas

1 šaukštelis. Medus

1 šaukštelis. raudonėlis

1 šaukštelis. Dižono garstyčios

1 česnako skiltelė, susmulkinta

Pipirų žirneliai

Metodas

Paimkite didelio dydžio dubenį, suberkite lapelius, lapinius kopūstus ir tarkuotas morkas su kopūstais, graikiniais riešutais, pomidorais ir razinomis ir sumaišykite. Dabar paimkite kitą nedidelį dubenį, į jį paimkite likusius ingredientus ir gerai išmaišykite. Kai ingredientai gerai sumaišomi, paimkite mišinį ir supilkite jį ant kopūstų ir apykaklės lapų dubenėlio ir visus tinkamai uždenkite. Taigi jis yra paruoštas patiekti.

Mėgautis!!

Mocarelos pomidorų salotos

Ingridientai

5 pomidorai

1 puodelis Mocarelos sūrio, supjaustyto griežinėliais

2 valg. Alyvuogių aliejus

2 valg. Balzamiko actas

Druska ir pipirai pagal skonį

Švieži baziliko lapai, suplėšyti

Metodas

Paimkite pomidorus ir mocarelas ant serviravimo indo ir padėkite juos pakaitomis. Dabar aliejus, actas, druska ir pipirai turi būti sumaišyti ir užpilti ant serviravimo indo. Prieš patiekdami salotas, salotas pabarstykite baziliko lapeliais.

Mėgautis!!

BLT salotos

Ingridientai

1 svaras šoninės

1 puodelis majonezo

1 šaukštelis. Česnako milteliai

Druska ir pipirai, pagal skonį

1 galva Romaine

2 Pomidorai

2 skrebučiai

Metodas

Šoninius reikia kepti keptuvėje ant vidutinės ugnies, kol jie tolygiai paruduos, tada nusausinkite ir padėkite į šoną. Dabar paimkite virtuvinį kombainą ir sutrinkite majonezą, pieną, česnako miltelius, pipirus, kol jie taps vientisos tekstūros. Taigi salotų padažas yra paruoštas. Dabar į dubenį sumeskite salotas, virtus lašinius, pomidorus ir skrebučius, tada supilkite padažą ir tinkamai aptepkite. Prieš patiekdami atvėsinkite valandą ar dvi.

Mėgautis!!

Gražios salotos

Ingridientai

1 krūva kūdikių špinatų lapų

2 Raudonieji svogūnai

1 skardinė mandarinų, nusausintų

1 stiklinė džiovintų spanguolių

½ puodelio fetos sūrio, susmulkinto

1 puodelis vinaigretės salotų padažo mišinio

Metodas

Visus ingredientus, išskyrus salotų padažo mišinį, sudėkite į didelio dydžio dubenį ir gerai išmaišykite. Kai ingredientai bus tinkamai sumaišyti, salotų padažo mišiniu apšlakstykite salotų dubenį ir taip gražios salotos bus paruoštos patiekti.

Mėgautis!!

Migdolų mandarinų salotos

Ingridientai

1/2 svaro šoninės

2 arb. Baltojo vyno actas

1 šaukštelis. Medus

1 šaukštelis. Karštos garstyčios

1 šaukštelis. Salierų druska

1 šaukštelis. paprika

1 raudonos lapinės salotos

1 skardinė mandarinų, nusausintų

2 Žalieji svogūnai, supjaustyti griežinėliais

1 puodelis migdolų, sidabruotų

Metodas

Paimkite keptuvę ir kepkite šoninę, uždengę jas, kol pasidarys rudos spalvos. Norėdami paruošti salotų padažą, sumaišykite medų, actą, garstyčias su salierų druska, paprika ir alyvuogių aliejumi. Dabar salotos, apelsinai, virti šoninės ir sidabruoti migdolai turi būti sumesti į dubenį, tada užpilti salotų padažu ir gerai išmaišyti, kad gerai pasidengtų. Prieš patiekdami salotas, leiskite joms valandą atvėsti.

Mėgautis!!

Tuno ir mandarinų salotos

Ingridientai

Alyvuogių aliejus

1 skardinė tuno

1 pakelis sumaišytų kūdikių žalumynų

1 močiutės smito obuolys, nuluptas ir susmulkintas

1 skardinė mandarinų

Metodas

Alyvuogių aliejus turi būti kaitinamas, o tunas troškinamas, kol visiškai iškeps. Dabar paimkite dubenį ir išmeskite salotų žalumynus su troškintu tunu, obuoliais ir apelsinais. Taigi, salotos yra paruoštos patiekti.

Mėgautis!!

Makaronų ir tuno žuvies salotos

Ingridientai

1 pakelis makaronų

2 skardinės tuno

1 puodelis majonezo

Druska ir pipirai, pagal skonį

1 žiupsnelis česnako miltelių

1 žiupsnelis raudonėlio, džiovintas

1 svogūnas, smulkiai susmulkintas

Metodas

Į puodą supilkite pasūdytą vandenį ir užvirinkite, tada sudėkite makaronus ir išvirkite, išvirus nusausinkite makaronus ir atvėsinkite. Dabar tuno skardines reikia sumaišyti su virtais makaronais, tada įpilti majonezo ir gerai išmaišyti. Dabar į mišinį sudėkite likusius ingredientus ir gerai išmaišykite. Kai visi ingredientai sumaišomi, leiskite jiems atvėsti apie valandą ar dvi. Taigi skanios tuno žuvies salotos yra paruoštos patiekti.

Mėgautis!!

Azijietiškos salotos

Ingridientai

2 pakeliai ramen makaronų

1 puodelis migdolų, blanširuotų ir pasidabruotų

2 arb. sezamo sėklos

1/2 puodelio sviesto

1 Napa kopūsto galva, susmulkinta

1 krūva žalių svogūnų, susmulkintų

¼ puodelio augalinio aliejaus

2-3 šaukšteliai. baltasis cukrus

2 arb. Sojų padažas

Metodas

Paimkite keptuvę ir įkaitinkite sviestą arba margariną, tada ant mažos ugnies supilkite į jį ramen makaronus, sezamo sėklas ir migdolus ir kepkite, kol paruduos. Kai iškeps, leiskite jiems atvėsti. Dabar paimkite nedidelę keptuvę ir supilkite augalinį aliejų, cukrų ir actą, tada pavirkite maždaug minutę, tada atvėsinkite, o kai atvės, įpilkite sojos padažo. Paimkite dubenį, tada sumaišykite visus ingredientus kartu su virtais ramen makaronais ir cukraus mišiniu ir gerai išmaišykite. Prieš patiekdami salotas leiskite atvėsti valandą ar ilgiau.

Mėgautis!!

Azijietiškos vištienos makaronų salotos

Ingridientai

1 pakelis Rotelle makaronų

2 Vištienos krūtinėlės be kaulų, supjaustytos gabalėliais, virtos

2-3 v.š. Daržovių aliejus

Druska

2-3 morkos, susmulkintos

1/2 svaro grybų

1/2 galvos brokolių

1/2 galvos žiedinio kopūsto

Vanduo

2 arb. Sojų padažas

2 arb. Sezamų aliejus

Metodas

Į puodą įpilkite pasūdyto vandens ir užvirinkite, dabar įdėkite pakelį makaronų ir išvirkite. Išvirus makaronus nusausinkite ir atidėkite į šalį. Dabar paimkite keptuvę ir virkite morkas su druska, kol jos taps traškios ir minkštos. Dabar paimkite dubenį ir sudėkite makaronus, morkas su vištienos krūtinėlėmis ir gerai išmaišykite. Dabar kepkite grybus ir sudėkite į dubenį, tada sudėkite į jį likusius ingredientus ir gerai išmaišykite. Patiekite salotas atšaldytas.

Mėgautis!!

Cobb salotos

Ingridientai

4-5 šoninės griežinėliai 2 Kiaušiniai

1 ledo salotų galva

1 Vištienos krūtinėlė

2 pomidorai, supjaustyti

¼ puodelio mėlynojo sūrio, susmulkinto

2 Žalieji svogūnai, supjaustyti

Butelis salotų padažo

Metodas

Kiaušinius išvirkite, nulupkite ir supjaustykite. Šoninę ir vištieną apkepkite keptuvėje atskirai, kol paruduos. Trupti. Prieš patiekdami, sumaišykite visus ingredientus dideliame dubenyje ir gerai išmaišykite. Patiekite nedelsdami.

Mėgautis!!

Arugula kukurūzų salotos su šonine receptas

Ingridientai

4 dideli kukurūzai

2 puodeliai susmulkintos rukolos

4 juostelės šoninės

1/3 puodelio kapotų žaliųjų svogūnų

1 valgomasis šaukštas. alyvuogių aliejus

1 valgomasis šaukštas. vyno acto

1/8 šaukštelio. kmynų

Druska ir juodieji pipirai

Metodas

Pakaitinkite kukurūzus su lukštais, taip pat ant grotelių, kad įgautumėte dūminį skonį, 12–15 minučių. Vidutinio dydžio dubenyje sumaišykite kukurūzus, rukolą, šoninę ir svogūnus. Atskirame dubenyje suplakite actą, aliejų, druską ir pipirus. Uždenkite salotas prieš patiekiant ir patiekite nedelsdami.

Mėgautis!

Black Eyed Pea salotų receptas

Ingridientai

2 puodeliai sausų juodųjų žirnelių

230 gramų fetos sūrio

230 gramų saulėje džiovintų pomidorų

1 puodelis Kalamata juodųjų alyvuogių

Smulkiai pjaustytas žalias svogūnas

Susmulkinta česnako skiltelė

1 didelė krūva smulkintų špinatų

Citrinos sultys ir žievelė

Metodas

Virkite žirnius pasūdytame vandenyje, kol iškeps. Nusausinkite ir nuplaukite šaltu vandeniu. Dubenyje sumaišykite visus ingredientus, išskyrus citrinos sultis. Prieš patiekdami įpilkite citrinos sulčių ir nedelsdami patiekite.

Mėgautis!

Rukolos salotos su burokėliais ir ožkos sūriu Receptas

Ingridientai

Salotų ingredientai:

2 nulupti burokėliai

Sauja rukolos lapų

½ stiklinės ožkos sūrio, susmulkinto

½ puodelio graikinių riešutų, kapotų

Užpilo ingredientai:

¼ puodelio alyvuogių aliejaus

½ citrinos

¼ šaukštelio. Sausos garstyčių milteliai

¾ šaukštelio. Cukrus

Druskos ir pipirų

Metodas

Padažui sumaišykite ¼ šaukštelio. garstyčių miltelių, ¾ šaukštelio. cukraus, ½ citrinos ir ¼ puodelio alyvuogių aliejaus, druskos ir pipirų pagal skonį.

Sumaišykite saują rukolos lapų, keletą burokėlių julienų, trupintą ožkos sūrį ir smulkintus graikinius riešutus. Užpilkite padažu prieš pat patiekiant.

Patiekite nedelsdami.

Mėgautis!

Azijos kopūstų salotų receptas

Ingridientai

1 puodelis Kreminio žemės riešutų sviesto

6 valg. daržovių aliejus

½ šaukštelio. skrudinto sezamo aliejaus

4 valg. pagardintas ryžių actas

4 puodeliai plonais griežinėliais pjaustytų kopūstų

½ stiklinės tarkuotų morkų

¼ puodelio skrudintų nuluptų žemės riešutų

Metodas

Į vidutinį dubenį įpilkite žemės riešutų sviesto, supilkite skrudintą sezamų aliejų ir plakite iki gražiai minkštos masės. Paskrudinkite žemės riešutus, kad jų skonis būtų dar geresnis vos minutę. Perkelkite žemės riešutus iš keptuvės į didžiulį dubenį. Sumaišykite morkas, kopūstus ir žemės riešutus bei visus kitus ingredientus, kuriuos norite pridėti, ir patiekite nedelsdami.

Mėgautis!

Azijietiškų makaronų salotų receptas

Ingridientai

280 gramų kiniškų makaronų

1/3 puodelio sojos padažo

3 puodeliai brokolių žiedynų

115 gramų žaliųjų pupelių daigų

3 smulkiai pjaustytų svogūnų,

1 raudona paprika

1/4 plonai pjaustytų stambių kopūstų

1 didžiulė nulupta morka

Metodas

Į didžiulį puodą supilkite 4 stiklines vandens, suberkite kiniškus makaronus. Verdant makaronus nuolat maišykite. Įsitikinkite, kad laikotės makaronų pakuotės instrukcijų, jei naudojate kiniškus makaronus, jie turi būti pagaminti po 5 minučių virimo. Nusausinkite makaronus, nuplaukite šaltu vandeniu, kad sustabdytumėte virimą, ištraukite makaronus ant skardos, kad išdžiūtų. Įpilkite brokolių žiedynų ir pakankamai vandens, kad pasiektumėte garintuvo lygį. Uždenkite ir virkite garuose 4 minutes. Sumaišykite visus ingredientus dubenyje. Patiekite nedelsdami.

Mėgautis!

Šparagų artišokų salotų receptas

Ingridientai

1 didelis plonais griežinėliais pjaustytas svogūnas

3 valg. citrinos sulčių

450 gramų storio šparagų

2 valg. alyvuogių aliejus

1 šaukštelis. česnako milteliai

1 pintos vynuogės

Metodas

Pirmiausia panardinkite griežinėliais supjaustytus svogūnus į citrinos sultis, o šparagus paskrudinkite iki 400 laipsnių F įkaitintoje orkaitėje. Šparagų spygliuočiams įpilkite 1 valg. alyvuogių aliejaus ir gerai pasūdykite. Vienu sluoksniu sudėkite į folija išklotą kepimo puodą ir kepkite 10 minučių, kol švelniai apskrus. Norėdami kepti šparagus ant grotelių, kepkite anglis aukštoje temperatūroje nuo 5 iki 10 minučių. Nuimkite šparagus nuo grotelių ir supjaustykite kąsniais gabalėliais, sudėkite šparagus ir visus ingredientus į didelį dubenį ir sumaišykite, kad susimaišytų ir patiekite nedelsdami.

Mėgautis!

Šparagų salotos su krevetėmis Receptas

Ingridientai

450 gramų šparagų

226 gramai rožinių salotinių krevečių

¼ puodelio aukščiausios kokybės pirmojo spaudimo alyvuogių aliejaus

1 susmulkinta česnako skiltelė

1 valgomasis šaukštas. citrinos sulčių

1 valgomasis šaukštas. maltų petražolių

Druska ir juodieji pipirai

Metodas

Užvirinkite vidutinį puodą vandens. Šparagus suberkite į verdantį vandenį ir virkite 3 minutes. Jei jie jau išvirti, po 30 sekundžių išimkite. Jei krevetės žalios, virkite jas 3 minutes, kol iškeps. Išimkite krevetes ir sudėkite į didelį dubenį. Smidrų stiebelius supjaustykite smulkiai įstrižai. Vienu gabalėliu nupjaukite šparagų galiukus. Sudėkite likusius ingredientus ir išmaišykite, kad susimaišytų. Įberkite druskos ir juodųjų pipirų pagal skonį. Jei norite, įpilkite daugiau citrinos sulčių pagal skonį ir patiekite nedelsdami.

Mėgautis!

Mėlynių persikų vaisių salotos su čiobreliais Receptas

Ingridientai

4 persikai

4 nektarinai

1 puodelis mėlynių

2 arb. smulkintų čiobrelių šviežių

1 šaukštelis. imbiero, tarkuoto

¼ puodelio citrinos sulčių

1 šaukštelis. citrinos žievelės

1/2 puodelio vandens

¼ puodelio cukraus

Metodas

Vandenį ir cukrų supilkite į puodą ir pakaitinkite ant silpnos ugnies, o virimo skystis per pusę sumažinamas iki paprasto sirupo, leiskite atvėsti.

Susmulkinkite nektarinus ir persikus ir sudėkite į dubenį su mėlynėmis.

Supilkite atvėsusį sirupą. Įpilkite citrinos žievelės, čiobrelių, citrinos sulčių ir imbiero. Sumaišykite ir uždenkite plastikine plėvele, padėkite į šaldytuvą ir palikite maceruoti vieną valandą. Patiekite nedelsdami.

Mėgautis!

Brokolių salotų receptas

Ingridientai

druskos

6 puodeliai brokolių žiedynų

1/2 puodelio skrudintų migdolų

1/2 puodelio virtos šoninės

¼ puodelio susmulkinto svogūno

1 puodelis atšildytų šaldytų žirnelių

1 puodelis majonezo

obuolių sidro actas

¼ puodelio medaus

Metodas

Atsineškite didžiulį puodą vandens, pasūdyto šaukšteliu. druskos, užvirinti. Sudėkite brokolių žiedynus. Kepkite 2 minutes, priklausomai nuo to, kiek norite traškių brokolių. Po 1 minutės brokoliai taps ryškiai žalsvos spalvos ir išliks gana traškūs. Nustatykite reguliatorių ir nevirkite ilgiau nei 2 minutes.

Sumaišykite brokolių žiedynus, trupintą šoninę, migdolus, kapotus svogūnus ir žirnelius dideliame pudingo dubenyje, sumaišykite majonezą, actą ir medų ir apverskite, kad gerai susimaišytų. Prieš tai gerai atvėsinkite. Patiekite nedelsdami.

Mėgautis!

Brokolių salotų su spanguolių apelsinų padažu receptas

Ingridientai

2 valg. balzamiko acto

½ puodelio džiovintų saldintų spanguolių

2 arb. viso grūdo garstyčios

2 valg. raudonojo vyno acto

1 skiltelė česnako

½ puodelio apelsinų sulčių

2-3 griežinėliai apelsino žievelės

Košerinė druska

6 valg. daržovių aliejus

¼ puodelio majonezo

½ galvos kopūsto

2-3 žali svogūnai

¼ puodelio džiovintų spanguolių

2-3 griežinėliai nutarkuotos apelsino žievelės

Metodas

Į virtuvinį kombainą supilkite raudonojo vyno actą ir balzamiko actą, garstyčias, džiovintas spanguoles, medų, česnaką, apelsinų sultis, apelsino žievelę, druską ir plakite, kol suminkštės. Maišydami palaipsniui įpilkite augalinio aliejaus, kad susidarytų geras mišinys. Tada įpilkite majonezo ir plakite, kol sumaišysite. Į maišymo dubenį suberkite tarkuotus brokolių stiebus, morkas, džiovintas spanguoles, apelsino žievelę ir košerinę druską. Supilkite padažą ir maišykite, kol padažas tolygiai pasiskirstys. Patiekite nedelsdami.

Mėgautis!

Avokadų salotos su paveldimais pomidorais

Ingridientai

1 1/2 griežinėliais pjaustytų ir nuluptų avokadų

1 1/2 pomidorų, supjaustytų

2 Supjaustyti žali svogūnai arba susmulkinti švieži laiškiniai česnakai

Citrinų sultys iš vienos riekelės

Žiupsnelis rupios druskos

Metodas

Lėkštėje išdėliokite avokado ir pomidoro griežinėlius. Laiškinius česnakus apšlakstykite citrinos sultimis ir stambia druska. Nuimkite kauliuką iš vienos avokado pusės dar odoje ir išimkite minkštimą į dubenį. Įdėkite pomidorą ir paruoštus česnakus ir gerai išmaišykite. Patiekite nedelsdami.

Mėgautis!

Kardamono citrusinių vaisių salotų receptas

Ingridientai

1 didžiulis rubino rožinis greipfrutas

3 bambos apelsinų arba bambos apelsinų arba mandarinų, kraujo apelsinų ir (arba) mandarinų derinys

¼ puodelio medaus

2 valg. šviežios citrinos arba laimo sultys

1/4 šaukštelio. malto kardamono

Metodas

Pirmiausia nulupkite vaisius, aštriu peiliu nupjaukite segmentų plėveles. Nuluptus segmentus sudėkite į dubenį. Iš vaisių sulčių perteklių nuleiskite į mažą puodą. Į puodą įpilkite medaus, laimo sulčių ir kardamono. Virkite 10 minučių, tada nukelkite nuo ugnies ir leiskite atvėsti iki kambario temperatūros. Leiskite pastovėti 15 minučių arba padėkite ant ledo, kol paruošite. Patiekite nedelsdami.

Mėgautis!

Kaparėlių kukurūzų salotų receptas

Ingridientai

6 saldžiųjų kukurūzų varpos

¼ puodelio alyvuogių aliejaus

šerio actas

Juodasis pipiras

1 ½ šaukštelio. košerinė druska

½ šaukštelio. cukraus

3 pjaustyti pomidorai su sėklomis

½ puodelio griežinėliais pjaustytų svogūnų

230 gramų šviežios mocarelos

baziliko lapai

Metodas

Įdėkite grilį ant stiprios ugnies, o kukurūzų burbuoles su lukštais sudėkite tiesiai ant grotelių. Virkite 15 min., jei kukurūzai švieži, pirmiausia panardinti į vandenį nebūtina. Jei norite, kad patys kukurūzai šiek tiek nudegintų, pirmiausia pašalinkite keletą išorinių kukurūzų lukštų, kad aplink kukurūzus liktų mažiau rūpestingo sluoksnio. Paimkite didžiulį dubenį ir apverskite kukurūzus, mocarelą, laiškinius svogūnus, pomidorus ir padažą. Prieš patiekdami įmaišykite šviežiai supjaustytą baziliką. Patiekite nedelsdami.

Mėgautis!

Salierų šaknų salotos

Ingridientai

½ puodelio majonezo

2 valg. garstyčios, Dižonas

1 valgomasis šaukštas. citrinos sulčių

2 valg. petražolės, kapotos

545 g saliero šaknis, lygiai perpjauta ketvirčiais, nulupta ir stambiai sutarkuota prieš pat maišymą

½ rūgštaus žalio obuolio, nulupti, nulupti, nulupti

Druska ir malti pipirai

Metodas

Dubenyje sumaišykite majonezą su garstyčiomis kartu su citrinos sultimis ir petražolėmis. Susmulkinkite saliero šaknį su obuoliu, pagardinkite druska ir pipirais, suvyniokite ir 1 valandą laikykite šaldytuve, kol atvės.

Mėgautis!

Vyšninių pomidorų agurkų feta salotos

Ingridientai

2 arba 3 puodeliai vyšninių pomidorų, supjaustytų į dvi dalis

1 puodelis pjaustytų agurkų, nuluptų

1/4 puodelio trupinto sūrio, fetos

1 valgomasis šaukštas. mėtų šifonuoti lapai

1 valgomasis šaukštas. raudonėlio, šviežio, susmulkinto

1 valgomasis šaukštas. citrinos sulčių

2 valg. askaloniniai česnakai arba žali svogūnai, smulkiai pjaustyti

2 valg. alyvuogių aliejus

Druska

Metodas

Švelniai išmeskite vyšninius pomidorus kartu su agurkais, sūriu, svogūnais, mėtomis ir raudonėliais. Papuoškite citrinos sultimis, druska ir pipirais bei alyvuogių aliejumi.

Mėgautis!

Agurkų salotos su mėtomis ir feta Receptas

Ingridientai

453 g agurkų, plonais griežinėliais

¼ plonais griežinėliais supjaustyto raudonojo svogūno ir supjaustyto 1 colio dideliais segmentais

2-3 plonais griežinėliais pjaustytų raudonųjų ridikėlių

10 plonais griežinėliais pjaustytų mėtų lapelių

baltas actas

Alyvuogių aliejus

¼ svaro fetos sūrio

šviežiai maltų pipirų ir druskos

Metodas

Vidutinio dydžio maišymo dubenyje sklandžiai sumaišykite supjaustytus agurkus, mėtų lapelius, ridikėlius, raudonąjį svogūną su trupučiu baltojo acto ir alyvuogių aliejaus, druskos ir šviežiai maltų pipirų pagal skonį. Prieš patiekdami, užkrėskite trupintais fetos sūrio gabalėliais. Patiekite iš karto prieš bet kokį delsimą.

Mėgautis!

Vyšnių pomidorų Orzo salotų receptas

Ingridientai

230 gramų orzo makaronų

Druska ir juodieji pipirai pagal skonį

1 puslitras supjaustytas per pusę raudonųjų vyšninių pomidorų

1 litras perpjautų per pusę geltonų vyšninių pomidoriukų

¼ puodelio alyvuogių aliejaus

230 gramų trupinto fetos sūrio

1 didžiulis pjaustytas ir nuluptas agurkas

2 žalieji plonais griežinėliais pjaustyti svogūnai

šviežiai malto raudonėlio

Metodas

Užpildykite didelį puodą vandens ir užvirinkite. Įdėkite orzo, maišydami, kad jis nepriliptų prie keptuvės dugno. Virkite ant stiprios virimo iki al dente, prinokę, bet vis tiek šiek tiek ryžtingi. Sumaišykite su likusiais ingredientais, pomidorais, raudonėliais, fetos sūriu, žaliaisiais svogūnais, agurkais ir juodaisiais pipirais. Patiekite nedelsdami.

Mėgautis!

Agurkų salotos su vynuogėmis ir migdolais receptas

Ingridientai

¼ puodelio pjaustytų migdolų

1 svaras nuluptų agurkų

druskos

1 šaukštelis. česnako, malto

20 supjaustytų žalių vynuogių

2 valg. alyvuogių aliejus

1 šerio arba baltojo vyno actas

2 arb. maltų česnakų, garnyrui

Metodas

Agurkus supjaustykite išilgai. Šaukštu išskobkite sėklas viduryje, sėklas išmeskite. Jei naudojate šiek tiek didelius agurkus, dar kartą perpjaukite juos išilgai. Išmaišykite, kad druska tolygiai pasidengtų ant agurkų. Supjaustytus migdolus paskrudinkite nedidelėje keptuvėje ant stiprios ugnies, dažnai juos apversdami, išimkite į dubenį, kad atvėstų. Dideliame dubenyje sumaišykite migdolus, agurkus, vynuoges, česnaką, alyvuogių aliejų ir actą ir pagal skonį įberkite daugiau druskos. Papuoškite laiškiniais česnakais ir patiekite nedelsdami.

Mėgautis!

Agurkų mėtų kvinojos salotų receptas

Ingridientai

1 puodelis quinoa

2 puodeliai vandens

½ šaukštelio. košerinė druska

1 didelis nuluptas agurkas

¼ puodelio plonai pjaustytų mėtų

1 plonai pjaustytas žalias svogūnas

4 valg. ryžių actas

alyvuogių aliejus

1 nuluptas avokadas

Metodas

Kvinoją sudėkite į vidutinio dydžio puodą, užpilkite vandeniu. Įpilkite pusę šaukštelio. druskos, sumažinkite iki mažos ugnies. Išvirusią kvinoją leiskite atvėsti iki kambario temperatūros. Galite greitai atvėsti quinoa, paskleidę ją ant lakštinės keptuvės. Agurką supjaustykite ilgomis riekelėmis. Suplakite su pagardintu ryžių actu ir vėl apverskite. Jei naudojate, sklandžiai suberkite susmulkintą avokadą ir nedelsdami patiekite.

Mėgautis!

Kuskuso su pistacijomis ir abrikosais receptas

Ingridientai

½ puodelio susmulkinto raudonojo svogūno

¼ puodelio citrinos sulčių

1 dėžutė kuskuso

2 valg. alyvuogių aliejus

½ puodelio žalių pistacijų

10 džiovintų kapotų abrikosų

1/3 puodelio kapotų petražolių

Metodas

Į nedidelį dubenį sudėkite susmulkintą svogūną. Išpilkite citrinos sultis ant atidėtų svogūnų ir leiskite svogūnams įsigerti citrinos sultyse. Paskrudinkite pistacijas nedidelėje keptuvėje ant stiprios ugnies, kol paruduos. Į vidutinį puodą supilkite 2 puodelius vandens ir užvirinkite. Įdėkite šaukštą. alyvuogių aliejaus ir vieno šaukštelio. druskos į vandenį; sudėkite kuskusą ir uždengę virkite 5-6 minutes. Įmaišykite pistacijas, kapotus abrikosus ir petražoles. Sumaišykite raudonąjį svogūną ir citrinos sultis. Patiekite nedelsdami.

Mėgautis!

Kopūstų salotų receptas

Ingridientai

½ kopūsto, supjaustyto

½ morkos, supjaustytos

2-3 žali svogūnai, supjaustyti

3 valg. Majonezas

½ šaukštelio. Geltonosios garstyčios

2 valg. Ryžių actas

Cukrus, pagal skonį

Druska ir pipirai, pagal skonį

Metodas

Dubenyje sumaišykite visas supjaustytas daržoves. Norėdami paruošti padažą, sumaišykite majonezą, geltonąsias garstyčias ir ryžių actą. Prieš patiekdami daržoves apšlakstykite padažu ir pabarstykite druska, pipirais ir cukrumi. Patiekite nedelsdami.

Mėgautis!

Šaltų žirnių salotų receptas

Ingridientai

453 gramai šaldytų smulkių žirnelių, neatšildyti

170 gramų rūkymo migdolų, susmulkintų, nuplautų, kad pašalintumėte druskos perteklių, geriausia rankomis

½ puodelio kapotų žaliųjų svogūnų

230 gramų susmulkintų vandens kaštonų

2/3 puodelio majonezo

2 valg. geltonojo kario milteliai

Druska pagal skonį

Pipirų pagal skonį

Metodas

Sumaišykite šaldytus žaliuosius svogūnus, žirnius, migdolus ir vandens kaštonus. Atskirame dubenyje sumaišykite majonezą ir kario miltelius. Majonezo derinį sklandžiai išlankstykite į žirnelius. Pabarstykite druska ir šviežiai maltais juodaisiais pipirais pagal skonį. Patiekite nedelsdami.

Mėgautis!

Agurkų jogurto salotų receptas

Ingridientai

2 nulupti, tada griežinėliais supjaustyti agurkai, perpjauti išilgai ketvirčiais

1 puodelis natūralaus jogurto

1 šaukštelis. porą šaukštelių arba džiovintų šviežių krapų

Druska pagal skonį

Pipirų pagal skonį

Metodas

Pirmiausia paragaukite agurkus, kad įsitikintumėte, jog jie nėra rūgštūs. Jei agurkas rūgštus, agurko skilteles pusvalandžiui ar ilgiau pamirkykite pasūdytame vandenyje, kol neteks kartumo, tada prieš naudodami nuplaukite ir nusausinkite. Norėdami paruošti salotas, tiesiog atsargiai sumaišykite ingredientus. Sukrėskite arba pabarstykite druska ir pabarstykite pipirais pagal skonį. Patiekite nedelsdami.

Mėgautis!

Tėčio graikiškų salotų receptas

Ingridientai

6 valg. alyvuogių aliejus

2 valg. šviežios citrinos sultys

½ šaukštelio. šviežio susmulkinto česnako

4 šaukštai raudonojo vyno acto

½ šaukštelio. džiovintas raudonėlis

½ šaukštelio. krapų žolė

Druska ir šviežiai malti juodieji pipirai

3 stambių sėklų slyviniai pomidorai

¾ nulupto, stambiai pjaustyto agurko

½ nulupto ir susmulkinto raudonojo svogūno

1 stambiai pjaustytos paprikos

½ puodelio kapotų juodųjų alyvuogių be kauliukų

Kupinas 1/2 puodelio trupinto fetos sūrio

Metodas

Sumaišykite actą, alyvuogių aliejų, česnaką, citrinų sultis, raudonėlį ir krapų žolę, kol susimaišys. Pagal skonį pagardinkite druska ir šviežiai maltais juodaisiais pipirais. Dubenyje sumaišykite pomidorus, agurką, svogūną, papriką, alyvuoges. Pabarstykite sūriu ir patiekite nedelsdami.

Mėgautis!

Tėčio bulvių salotų receptas

Ingridientai

4 nuluptos vidutinio dydžio rudos spalvos bulvės

4 valg. sultys iš košerinių krapų marinuotų agurkų

3 valg. smulkiai pjaustytų krapų raugintų agurkų

¼ puodelio kapotų petražolių

½ puodelio susmulkinto raudonojo svogūno

2 saliero stiebai

2 susmulkinti laiškiniai svogūnai

½ puodelio majonezo

2 arb. Dižono garstyčios

Košerinė druska ir malti juodieji pipirai pagal skonį

Metodas

Į didžiulį puodą sudėkite nuluptas, supjaustytas bulves. Uždenkite coliu pasūdyto vandens. Padėkite puodą su vandeniu virti. Troškinkite 20 minučių, kol suminkštės šakutė. Išimkite iš puodo, palikite atvėsti, kol sušils. Įpilkite salierų, petražolių, laiškinių svogūnų ir kietai virto kiaušinio, morkų ir raudonųjų paprikų. Nedidelį dubenį sumaišykite su majonezu su garstyčiomis. Pabarstykite druska ir pipirais pagal skonį. Patiekite nedelsdami.

Mėgautis!

Endivijos salotos su graikiniais riešutais, kriaušėmis ir gorgonzola

Receptas

Ingridientai

3 griežinėliais pirmiausia išilgai endivijos galvutės, tada skersai ½ colio griežinėliais

2 valg. kapotų graikinių riešutų

2 valg. sutrupėjusios gorgonzolos

1 susmulkinta Bartlett kriaušė be šerdies,

2 valg. alyvuogių aliejus

2 arb. sidro actas

Pabarstykite košerine druska ir šviežiai maltais juodaisiais pipirais

Metodas

Susmulkintą endiviją sudėkite į didžiulį dubenį. Suberkite susmulkintą gorgonzolą, graikinius riešutus ir susmulkintas kriaušes, kriaušes ir graikinius riešutus sukapokite smulkiau. Apverskite, kad sumaišykite, užpilkite alyvuogių ant salotų su trupučiu mėlynojo pelėsinio sūrio endivijos lapuose, pavyzdžiui, užpildydami mažus laivelius, užkandžiams. Pabarstykite sidro actu ant salotų. Išmeskite, kad sujungtumėte. Pagal skonį pagardinkite druska ir pipirais. Patiekite nedelsdami.

Mėgautis!

Pankolių salotų su mėtų vinaigretės receptas

Ingridientai

1 didžiulė pankolio svogūnėlis

1 ½ šaukštelio. cukraus

2 citrinos sultys

¼ puodelio alyvuogių aliejaus

½ šaukštelio. garstyčios

½ šaukštelio. druskos

1 ryšelis kapotų šviežių mėtų

2 maltų askaloninių česnakų

Metodas

Sudėkite vinaigretę. Sudėkite citrinos sultis, svogūnus, druską, garstyčias, cukrų ir mėtas į maišytuvą ir trumpai plakite, kad susimaišytų. Kai variklis veikia, sumaišykite alyvuogių aliejų, kol jis gerai susimaišys. Naudodami mandoliną, nuskukite pankolį į 1/8 colio gabalėlį, pradedant nuo lemputės apačios. Nesijaudinkite dėl pankolio svogūnėlio šerdies – to galima išvengti. Jei neturite mandolinos, supjaustykite svogūnėlį kuo ploniau. Taip pat supjaustykite kai kuriuos pankolio lapelius, kad juos apverstumėte su salotomis. Patiekite nedelsdami.

Mėgautis!

Pankolių, Radicchio ir Endive salotų receptas

Ingridientai

Salotos

1 radicchio galva

3 belgiškos endivijos

1 didžiulė pankolio svogūnėlis

1 puodelis stambiai tarkuoto parmezano sūrio

Persirengimas

3 valg. pankolio lapeliai

½ šaukštelio. garstyčios

3 arb. malto svogūno

2 valg. citrinos sulčių

1 šaukštelis. druskos

1 šaukštelis. cukraus

1/3 puodelio alyvuogių aliejaus

Metodas

Radicchio galvą perpjaukite per pusę, tada į ketvirčius. Paimkite kiekvieną ketvirtį ir supjaustykite maždaug pusės colio storio griežinėlius skersai ant radicchio nuo galo link šerdies. Iš kiekvieno ketvirčio supjaustykite plonus griežinėlius iki šerdies. Visas supjaustytas daržoves sumeskite į didžiulį dubenį su tarkuotu parmezanu. Įpilkite citrinos sulčių, garstyčių, svogūnų, druskos ir cukraus. Apšlakstykite alyvuogių aliejumi ir trinkite padažą 45 sekundes. Patiekite nedelsdami.

Mėgautis!

Šventinės burokėlių citrusinių vaisių salotos su kopūstais ir pistacijomis Receptas

Ingridientai

10 raudonųjų burokėlių mišinio

3 kraujo apelsinai

1 krūva plonais griežinėliais pjaustytų kopūstų

1 puodelis grubiai pjaustytų skrudintų pistacijų

¼ puodelio kapotų mėtų lapelių

3 kapotos itališkos petražolės

Apsirengimas:

2 valg. citrinos sulčių

1/2 puodelio aukščiausios kokybės pirmojo spaudimo alyvuogių aliejaus

2 stambiai pjaustytų kaparėlių

Druska ir pipirai pagal skonį

Metodas

Virkite burokėlius atskirai pagal spalvą. Kiekvieną burokėlių partiją sudėkite į indą ir uždenkite maždaug coliu vandens. Įpilkite šiek tiek šaukštelio druskos. Kol burokėliai kepa, sutvarkykite padažą. Visus padažo ingredientus sudėkite į indą ir suplakite, kol gerai susimaišys. Paruoškite salotas, ant lapinio kopūsto išdėliodami burokėlius, petražoles, pabarstydami pjaustytomis skrudintomis pistacijomis. Patiekite užpiltą paruoštu padažu.

Mėgautis!

Auksinių burokėlių ir granatų salotų receptas

Ingridientai

3 auksaplaukiai burokėliai

1 puodelis susmulkinto raudonojo svogūno

¼ puodelio raudonojo vyno acto

¼ puodelio vištienos sultinio

1 puodelis cukraus

½ šaukštelio. tarkuotos apelsino žievelės

¼ puodelio granatų sėklų

Metodas

Virkite burokėlius ir kepkite juos 375 laipsnių F temperatūroje valandą ir leiskite atvėsti. Nulupkite ir supjaustykite pusės colio kubeliais. Vidutinio dydžio keptuvėje ant stiprios ugnies supilkite svogūną, actą, sultinį, cukrų ir apelsino žievelę ir užvirinkite, dažnai maišydami, kol skystis sumažės iki valgomojo šaukšto, maždaug 5 minutes. Į burokėlių derinį įmaišykite granatų sėklas ir pagardinkite druska. Patiekite nedelsdami.

Mėgautis!

Skanios kukurūzų ir juodųjų pupelių salotos

Ingridientai

1 valgomasis šaukštas. plius 3 v.š. alyvuogių aliejus

1/2 svogūno, supjaustyto

1 puodelis kukurūzų branduolių, iš maždaug 2 kukurūzų ausų

12 a.š. kapotos kalendros

1 15 1/2 uncijos. galima juodųjų pupelių, nusausinti ir nuplauti

1½ pomidorų, apie 0,5 svaro, be šerdies, išskobtų sėklų ir susmulkintų

1½ a.š. raudonojo vyno acto

1 šaukštelis. Dižono garstyčios

Druskos ir pipirų

Metodas

Įkaitinkite orkaitę iki 400 laipsnių F. Įdėkite 1 valg. aliejaus į orkaitei atsparią keptuvę ir labai įkaitinkite. Pakepinkite svogūnus, kol suminkštės. Suberkite kukurūzų grūdelius ir maišykite, kol suminkštės. Įdėkite keptuvę į įkaitintą orkaitę ir kepkite, kol daržovės paruduos, dažnai maišydami. Tai užtruks apie 20 minučių. Nedelsdami išimkite į lėkštę ir leiskite atvėsti. Sudėkite atvėsintą kukurūzų mišinį į dubenį, suberkite pomidorus, kalendrą ir pupeles ir gerai išmaišykite. Į nedidelį dubenį supilkite actą, garstyčias, pipirus ir druską ir gerai išmaišykite, kol druska ištirps. Lėtai įpilkite 3 šaukštus. aliejaus ir toliau plakite, kol visi ingredientai gerai susimaišys. Šiuo užpilu užpilkite kukurūzų mišinį ir nedelsdami patiekite.

Mėgautis!

Traškus brokolių salotas

Ingridientai

4 griežinėliai šoninės

1/2 didelės galvos brokolių

1/2 mažo raudonojo svogūno, malto, 1/2 puodelio

3 valg. auksinės razinos

3 valg. majonezo

1½ a.š. baltojo balzamiko acto

2 valg. medus

Druskos ir pipirų

Metodas

Šoninės skilteles apkepkite keptuvėje iki traškumo. Nusausinkite ant virtuvinio rankšluosčio ir sutrupinkite į pusės colio gabalėlius. Laikykite nuošalyje. Atskirkite žiedynus nuo brokolių, o kotelį supjaustykite kąsnio dydžio gabalėliais. Sudėkite į didelį dubenį ir sumaišykite su razinomis bei svogūnais. Kitame dubenyje sumaišykite actą ir majonezą ir maišykite iki vientisos masės. Supilkite medų ir pagardinkite druska bei pipirais. Prieš patiekdami užpilkite padažu ant brokolių mišinio ir išmeskite, kad pasidengtų. Ant viršaus uždėkite trupintą šoninę ir nedelsdami patiekite.

Mėgautis!

Bistro stiliaus salotos

Ingridientai

1 ½ a.š. smulkiai pjaustytų graikinių riešutų

2 dideli kiaušiniai

Virimo purškalas

1 šoninės griežinėlis, nevirtas

4 puodeliai gurmaniškų salotų žalumynų

2 šaukštai, 0,5 uncijos trupinto mėlynojo pelėsinio sūrio

1/2 Bartlett kriaušės, be šerdies ir plonais griežinėliais

½ a.š. baltojo vyno acto

1/2 a.š. pirmo spaudimo alyvuogių aliejus

1/4 šaukštelio. džiovintas peletrūnas

1/4 šaukštelio. Dižono garstyčios

2, 1 colio storio prancūziškos duonos batono riekelės, skrudinti

Metodas

Nedidelėje keptuvėje paskrudinkite graikinius riešutus, kol virtuvę užpildys aromatas. Gaminant ant stiprios ugnies, tai turėtų užtrukti apie 3-4 minutes. Išimkite ir palikite nuošalyje. Apipurkškite 2 6 uncijų varškės puodelius virimo purškikliu. Kiekviename puodelyje sumuškite po kiaušinį. Naudodami plastikinę plėvelę uždenkite juos abu ir mikrobangų krosnelėje 40 sekundžių arba tol, kol kiaušiniai sustings. Atidėkite 1 minutę ir nuimkite ant popierinio rankšluosčio. Šoninę apkepkite keptuvėje iki traškumo. Nusausinkite ir sutrupinkite. Rezervuokite riebalus. Dideliame dubenyje sumaišykite susmulkintą šoninę, skrudintus graikinius riešutus, salotų žalumynus, mėlynąjį sūrį ir kriaušes. Kitame mažame dubenyje sumaišykite apie 1 šaukštelį. riebalų, acto, aliejaus, peletrūno ir garstyčių ir plakite, kol susimaišys. Prieš patiekiant užpilkite padažu ant salotų ir patiekite užpiltą kiaušiniu ir prancūzišku batonu ant šono.

Mėgautis!

www.ingramcontent.com/pod-product-compliance
Lightning Source LLC
Chambersburg PA
CBHW071826110526
44591CB00011B/1238